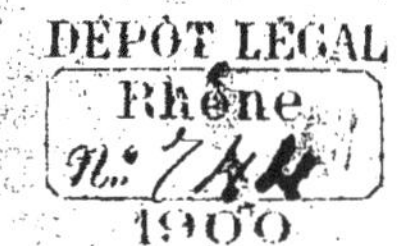

TRAVAIL DU LABORATOIRE DE THÉRAPEUTIQUE DE L'UNIVERSITÉ DE LYON

ÉTUDE EXPÉRIMENTALE

DE

PHARMACODYNAMIE

SUR

L'ÉTHER DIACÉTIQUE

DE LA MORPHINE (HÉROÏNE)

PAR

Le Dr Timothée SAINT-MARTIN

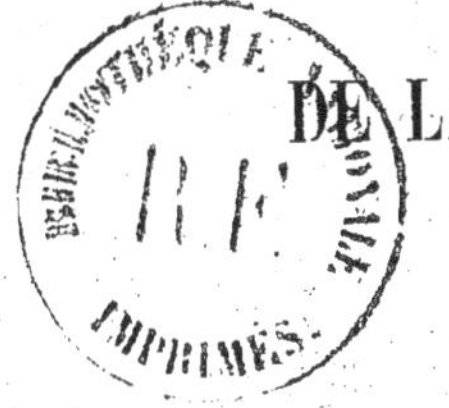

LYON

A. REY, IMPRIMEUR-ÉDITEUR DE L'UNIVERSITÉ

4, RUE GENTIL, 4

1900

ÉTUDE EXPÉRIMENTALE

DE

PHARMACODYNAMIE

SUR

L'ÉTHER DIACÉTIQUE

DE LA MORPHINE (HÉROÏNE)

PAR

Le Dr Timothée SAINT-MARTIN

LYON

A. REY, IMPRIMEUR-ÉDITEUR DE L'UNIVERSITÉ

4, RUE GENTIL, 4

1900

A LA MÉMOIRE DU GÉNÉRAL DE MIRIBEL

Chef d'Etat-Major Général de l'armée.

Eternelle reconnaissance.

AU GÉNÉRAL D'ARTILLERIE E. DORÉ

A MON PÈRE et A MA MERE

L'heure qui sonne enfin notre départ pour le Val-de-Grâce nous rappelle qu'au milieu de notre joie nous ne devons pas oublier les dettes de cœur. Selon l'antique et pieux usage, nous venons rendre un public hommage de profonde reconnaissance à ceux qui ont été pour nous des bienfaiteurs. Après les quatre personnalités sacrées inscrites à la première page de ce modeste travail et gravées à jamais dans notre cœur, nos plus vifs remerciements iront encore :

A M. le Médecin principal de 1re classe, Pierrot, Médecin chef de l'Hôpital militaire Saint-Martin ; il nous a toujours porté un grand intérêt, et nous l'a maintes fois montré.

A M. le professeur Soulier dont la bienveillance sans bornes est connue de tous; il nous a fait l'honneur de nous laisser travailler dans son laboratoire, il nous en fait encore un grand en voulant bien présider à la soutenance de notre thèse.

A M. le Dr Guinard, chef des travaux de thérapeutique à la Faculté, qui a inspiré le sujet de cette thèse et nous a toujours témoigné une bonté et une amabilité extrêmes en mettant à notre entière disposition ses précieux matériaux et ses nombreux conseils pour notre travail.

A M. le professeur Bataillon, de la Faculté de Dijon¹ qui fut notre excellent maître et professeur des sciences naturelles pendant notre année de certificat.

A M. le Médecin principal Annequin et M. le Médecin major Patte, qui ont eu l'occasion de nous donner des soins dévoués.

Que les bons camarades que nous avons trouvés à l'Ecole reçoivent l'assurance de notre amitié.

SAINT-MARTIN.

Lyon, le 15 janvier 1900.

AVANT-PROPOS

A l'époque actuelle, où la chimie découvre au cours
de ses travaux des dérivés nouveaux de médicaments
connus, il est à la fois utile et intéressant d'étudier ces
corps nouveaux, par la méthode expérimentale, pour
se rendre un compte exact de leurs effets pharmacodynamiques, de leurs avantages ou de leurs inconvénients.

Dans ces derniers temps, on a préparé et étudié des
dérivés morphiniques qui tout en conservant la caractéristique fondamentale de cet alcaloïde, en diffèrent
cependant par quelques particularités. Dans les
Annales de Merck d'avril 1899, Von Méring publie
un travail original dans lequel il rend compte des recherches qu'il a entreprises sur l'action physiologique et
thérapeutique de quelques dérivés de la morphine. Il
a étudié d'abord les éthers carboniques de la morphine,
leur croyant un pouvoir narcotique supérieur à celui
de la morphine elle-même. Ses prévisions se réalisè-

rent surtout pour l'éther morphinéthylcarbonique, qui se signale chez le chien et chez le lapin par une action narcotique supérieure à celle de l'alcaloïde ; mais le dérivé en question avait l'inconvénient d'avoir une trop grande altérabilité.

L'éther acétyl-morphinéthylcarbonique, plus stable que le précédent, parut plus avantageux comme cal-mant, et, chez le malade, produisit plus facilement le sommeil que ne l'aurait fait la morphine. Von Méring essaye successivement les dérivés de la morphine dans lesquels les deux oxhydriles sont remplacés par des radicaux acides de la série grasse, ceux dans lesquels l'hydrogène de l'alcool hydroxyle est remplacé par un acide, et remarqua que ces derniers se rapprochaient de la morphine par leur action plus anesthésique et moins tétanisante.

Enfin le même auteur expérimenta d'autres dérivés morphiniques, dans lesquels l'hydrogène du phénol-hydroxyle est remplacé par un radical alcoolique de la série grasse ou aromatique.

Parmi ces dérivés, il en est un que nous nous sommes proposé d'étudier, c'est l'éther diacétique de la morphine ou héroïne. Nous avons fait au sujet de ce médicament de nombreuses recherches au Laboratoire de thérapeutique de la Faculté de médecine de Lyon, avec la haute collaboration et sous la direction de M. le docteur Guinard, chef des travaux de thérapeutique à la Faculté. Au cours de nos recherches, nous avons relevé un certain nombre de faits intéressants au point de vue de la physiologie et de la pharmacodynamie comparées.

ÉTUDE EXPÉRIMENTALE

DE

PHARMACODYNAMIE

SUR

L'ÉTHER DIACÉTIQUE DE LA MORPHINE

— Héroïne —

HISTORIQUE

Origine et Caractères généraux de l'Ether diacétique de la Morphine.

L'héroïne a été préparée et lancée en thérapeutique par Bayer d'Elberfeld. C'est un corps qui diffère chimiquement de la morphine par la substitution du groupement acétyle à l'hydrogène des deux oxhydryles de cet alcaloïde.

C'est une belle poudre blanche, très fine, cristalline, dont le point de fusion est 171 à 172 degrés, inodore, de saveur légèrement amère, très peu soluble dans l'eau. On peut cependant obtenir des solutions aqueuses d'héroïne, par l'addition d'acide acétique, ou mieux par addition juste suffisante d'acide chlorhydrique. On obtient de la sorte un liquide parfaitement clair et limpide, faiblement acide, dont l'injection hypodermique est inoffensive et indolore.

L'héroïne est soluble dans le chloroforme et la benzine, beaucoup moins dans l'alcool et l'éther, pas du tout dans les huiles grasses.

Les bases alcalines, l'ammoniaque, les carbonates alcalins la déplacent de ses solutions acides.

D'après Wesenberg, l'héroïne est décomposée par les acides forts, surtout à chaud ; cependant, certaines expériences permettent de croire que sa dissociation en morphine et acide acétique serait très faible, dans l'estomac.

Les propriétés pharmacodynamiques et thérapeutiques de l'héroïne ont été signalées d'abord par Dreser[1], d'Elberfeld, qui a constaté une action sédative sur la respiration, entre autres chez le lapin, et ses effets contre la toux et les troubles de la respiration chez l'homme.

D'après les observations de cet auteur, 1 milligramme d'héroïne ralentit nettement les mouvements respiratoires du lapin. Chez l'homme, l'héroïne est, d'après le même auteur, très efficace contre la toux, à la dose de 1 centigramme. Sous son influence, « les respirations sont moins fréquentes et plus profondes ».

Ces faits ont été cliniquement vérifiés par Floret[2] d'Elberfeld, qui présente l'éther diacétique de la morphine comme un médicament destiné à un grand avenir, disant qu'il est d'une grande utilité pour combattre le symptôme toux, « quelle que soit la nature de la ma-

---

[1] Dreser, Ueber die Wirkung einiger Derivate des Morphines auf die Athmung. (*Arch. f. die gesam. Physiologie*, 1898, Bd. 72); et Pharmacologisches ueber einiger Morphinederivate (*Thérapeut. Monatshefte*, 1898, fasc. 9, p. 509).

[2] Floret, *Therapeutische Monatshefte*, 1898, p. 512.

ladie causale ». Il l'a essayée chez 25 tuberculeux avancés, et a enregistré 21 succès complets ; mêmes résultats chez des sujets qui étaient atteints de bronchites soit aiguës, soit chroniques, de laryngites ou d'asthme.

Julius Weiss relate dans la *Heilkunde* qu'il a employé l'héroïne sur un grand nombre de malades atteints de catharre bronchique aigu. Dans la bronchite chronique, l'héroïne s'est montrée efficace même quand la morphine restait sans effet. L'auteur, en faisant prendre à des tuberculeux avancés la dose de 5 milligrammes, répétée trois fois par jour, est arrivé à calmer la toux et les douleurs. Julius Weiss a de plus constaté le pouvoir analgésique de l'héroïne, en voyant ce médicament calmer un cas de douleurs postpuerpérales très violentes, puis un cas de cardialgie et deux cas de douleurs lombaires. Par contre, l'auteur a eu un échec en l'essayant dans un cas de colique hépatique ; mais il conclut de ses observations que l'héroïne est préférable à la morphine pour le traitement des maladies des voies respiratoires.

A la clinique de Gerhardt, Strube a vérifié ces différentes assertions et observé que l'héroïne exerce une influence calmante certaine sur la respiration, en diminue la fréquence, calme la toux, et produit des effets narcotiques se manifestant par de l'engourdissement. Cet auteur n'a jamais eu d'accidents à noter, ni même d'inconvénients à déplorer ; les malades ont toujours pris le médicament avec plaisir, et le préfèrent même beaucoup à la morphine et à la codéine. Aucune accoutumance fàcheuse n'a été relevée.

M. A. Beketoff a eu recours à l'héroïne dans de

nombreux cas de tuberculose, en l'administrant soit en poudre, soit en pilules, à la dose de 25 milligrammes par jour. La dyspnée et la toux dues à des douleurs pleurétiques cédaient souvent, d'après Beketoff, à l'action de l'héroïne. Par contre, cet auteur a signalé un manque d'efficacité sur la dyspnée dépendant du fonctionnement défectueux du cœur, ou bien de l'insuffisance de l'oxygène par diminution de la surface respiratoire. A ce point de vue, les résultats de Beketoff ne concordent pas avec ceux de Strube, qui aurait toujours vu la dyspnée céder à l'héroïne, quelle que fût la cause de ce trouble respiratoire.

M. H. Léo l'a employée à la dose de 5 milligrammes, sous forme de poudre administrée deux ou trois fois par jour. Elle lui a paru inférieure à la codéine et à la morphine pour calmer les douleurs, les névralgies, et pour diminuer le besoin de tousser dû aux affections des voies respiratoires ; mais ce médicament a donné des effets remarquables dans les cas de dyspnée. Léo compare l'action de l'héroïne sur la respiration à l'action de la digitale sur le fonctionnement du cœur, qu'elle ralentit tout en augmentant l'intensité d'action. Cet auteur regarde l'héroïne comme « le spécifique de la dyspnée, de l'emphysème ou du catharre bronchique ». Il associe à ce médicament de l'iodure de potassium, pour favoriser l'expectoration.

MM. Paulesco et Géraudel ont publié, dans le *Journal de la Médecine interne*, quelques expériences faites par eux sur le lapin, particulièrement en vue des modifications produites sur la respiration, le cœur et la température.

A la séance du 14 octobre 1899 de la Société de thérapeutique, M. Clemente Ferreira a présenté une note
sur l'emploi clinique du chlorhydrate d'héroïne, et vanté
son emploi dans les maladies des voies respiratoires. Il
l'a utilisé avantageusement chez deux tuberculeux, un
asthmatique, un bronchitique, et deux sujets atteints
de déterminations grippales du côté de l'appareil respiratoire.

M. Manquat a, lui aussi, communiqué à la même
société (18 novembre 1899) deux observations dans
lesquelles il a vu l'héroïne procurer à deux malades dont l'état était lamentable, un calme relatif en
facilitant beaucoup leur respiration troublée, et
cela sans provoquer aucun des inconvénients de la
morphine, tels que constipation, troubles digestifs ou
nerveux.

Tout dernièrement enfin, le Dr Bougrier[1] soutenait à
la Faculté de médecine de Paris sa thèse, dans laquelle
il étudiait l'héroïne au point de vue clinique. Cet
auteur reconnaît, comme Léo de Bonn, que l'héroïne
est efficace contre la toux et contre la dyspnée.

La coqueluche a été traitée par le Dr Bougrier,
chez des enfants de deux à quatre ans, à la dose de
5 milligrammes par jour, et a obtenu d'excellents
résultats.

Dans notre travail, nous nous proposons d'étudier
l'action pharmacodynamique de l'héroïne, en nous

---

[1] Bougrier, l'Influence de l'héroïne (morphine diacétique)
sur la dyspnée pulmonaire et sur la toux (*Journal de médecine
interne*, 1er décembre 1899).

efforçant, par un exposé assez important d'expériences variées, d'apporter à la connaissance de ce nouveau composé des matériaux qui pourront être utiles à la thérapeutique. Il semble en effet que l'héroïne est appelée à un avenir qui justifie fort bien des recherches et des observations nombreuses à son sujet.

CHAPITRE PREMIER

EFFETS APPARENTS PRODUITS PAR L'HÉROINE CHEZ LES ANIMAUX

Deux mots sur l'absorption du médicament. — L'éther diacétique de 'la morphine, en solution dans l'eau acidulée par l'acide chlorhydrique, s'absorbe facilement et rapidement par le tissu conjonctif sous-cutané ; une minute et demie à deux minutes après l'injection, les premiers effets apparaissent, et cela chez tous les animaux par nous observés.

Par ingestion, l'absorption est plus régulière, surtout lorsque le médicament est donné à l'état d'héroïne insoluble ; cependant, après vingt minutes, généralement, les premières manifestations apparaissent.

Différences d'action de l'héroïne suivant les animaux. — Passons maintenant à l'action du médicament sur les animaux. Comme avec la morphine, l'action principale de l'héroïne n'est pas la même chez tous les animaux. Il y a des différences importantes, non seulement dans la nature des effets, mais dans leur intensité aussi.

Ainsi, tandis que le chien, le lapin et le cobaye éprouvent complètement les actions déprimantes du médicament, le cheval, le chat et l'âne sont excités par lui.

Il n'y a pas non plus de comparaison possible entre la tolérance relative de la chèvre aux effets de l'héroïne, et l'impressionnabilité très grande des solipèdes, de l'âne notamment, à ces mêmes effets. C'est une particularité que nous vérifierons à propos de la détermination de la toxicité.

Il nous a semblé aussi que chez le chien, qui supporte d'ailleurs beaucoup mieux la morphine que l'héroïne, les modifications cérébrales ont peu d'importance, tandis qu'en revanche les effets sur les centres nerveux bulbo-médullaires prédominent avec une certaine intensité. C'est donc un rapprochement intéressant entre la morphine et l'héroïne.

Effets chez le chien.

Ces effets sont un peu différents suivant les doses ; ainsi, sans songer à reproduire ici les nombreux détails de nos expériences, nous en citerons quelques-unes.

Expérience I. — Chien de 20 kilogrammes. On fait une injection hypodermique de 10 milligrammes d'héroïne à 3 h. 30. A 3 h. 36 l'animal est inquiet, se lèche beaucoup ; sa respiration s'accélère. A 3 h. 43 le chien est encore debout, et semble résister à un besoin impérieux de tomber. A 3 h. 50 salivation abondante. A 3 h. 53 notre sujet ne peut plus rester debout d'une façon normale ; son train postérieur s'affaisse, et l'animal prend une attitude hyénoïde. A 3 h. 54 le chien est couché en position physiologique du chien qui dort. Pas d'hyperexcitabilité.

Expérience II. — Jeune chien de 16 kilogrammes. Injection hypodermique d'héroïne de 8 milligrammes (0,0005 par kilogramme) à 11 h. 1/4. Quatre minutes après, hypersécrétion salivaire notable et d'assez longue durée. 11 h. 21, l'animal semble déprimé, mais ne dort pas. A 11 h. 45, sommeil parfaitement calme, respiration régulière et lente. Pas d'hyperexcitabilité.

Expérience III. — Chien de 16 kilogrammes. Injection hypodermique de 16 milligrammes d'héroïne à 3 h. 33. A 3 h. 35 l'animal est inquiet et se lèche. 3 h. 37, l'animal se couche, mais ne tarde pas à se relever et défèque. On note en même temps du priapisme. A 3 h. 44 le chien dort parfaitement et dans le plus grand calme. Quand on l'appelle, il ne répond pas, et refuse même de se relever si on l'excite. Enfin il se relève, mais avec une attitude hyénoïde très marquée et se recouche de suite.

Expérience IV. — Chien mouton de 8 kilogrammes. Injection hypodermique d'héroïne, 8 milligrammes à 11 h. 8. A 11 h. 10 l'animal semble triste et faible, puis se couche et s'endort, sans avoir présenté le moindre symptôme d'excitation. Le sommeil a été calme, bien que nous ayons eu à noter un peu d'hyperexcitabilité.

Expérience V. — Chien de 17 kilogrammes. Injection de 32 milligrammes d'héroïne à 3 h. 24. A 3 h. 27 l'animal pousse de nombreux cris de douleur provoquée sans doute par le fait mécanique de la piqûre d'aiguille plutôt que par le médicament. A 3 h. 29 dépression nerveuse ; le chien se tient difficilement debout ; il salive d'une façon anormale. 3 h. 30, il se couche en se plaignant, et essaie de dormir ; mais quand on l'excite, il se redresse brusquement en conservant une attitude hyénoïde. Le sommeil de cet animal a toujours été agité depuis que nous l'observons. Le moindre bruit ou contact provoquent de l'agitation et des cris.

Expérience VI. — Jeune chien de 19 kilogrammes, d'une résistance et d'une vigueur tout à fait exceptionnelles. Injection de 4 centigrammes d'héroïne à 4 h. 15. ¡Trois minutes après, défécation et érection. En même temps, dépression nerveuse exagérée si rapidement qu'au bout de cinq minutes l'animal ne peut plus rester debout, et, faiblissant surtout du train postérieur, se couche les pattes étendues en arrière. On pique l'animal à différents points avec une épingle, mais il ne réagit pas. Il a dormi dans le plus grand calme et sans aucune hyperexcitabilité.

Expérience VII. — Petite chienne de 5 kg. 320. Injection hypodermique de 2 centigrammes à 3 h. 5. Deux minutes après, la petite bête se met à crier en faisant des efforts de défécation prolongés, pendant lesquels la dépression médicamenteuse la surprend; elle faiblit rapidement et tombe. Quand dans la première phase de son sommeil la petite chienne se relève et cherche à se déplacer, elle conserve une attitude hyénoïde très exagérée, et, pour marcher, lance les pattes de devant très loin et assez haut en avant sans les fléchir, comme le jeune cheval qui commence à faire du « pas espagnol » dans un manège. A 3 h. 9 la petite chienne est sur le flanc, elle dort, les mâchoires écartées et la langue sortant entre les dents. Elle a un peu d'hyperexcitabilité au début; mais tout se calme, et quand je la revois une heure et deux heures après l'injection, elle est plongée dans un profond sommeil.

Expérience VIII. — Jeune chien de 14 kilogrammes atteint d'une chorée légère. Injection hypodermique de 14 centigrammes d'héroïne à 10 h. 6 du matin. Déjà à 10 h. 9 le sujet semble se tenir mal debout, commence à s'affaisser et fait entendre quelques plaintes. Au milieu du calme, il a des phases d'agitation avec mouvements brusques et désordonnés. A 10 h. 13 le sujet est un peu plus calme, mais à la moindre excitation il s'agite de nouveau, se frotte la tête et le museau avec les pattes comme s'il éprouvait au niveau de ces régions une sensation désagréable. La sensibilité périphérique n'est pas modifiée d'une façon très apparente. A 11 h. 4 le chien dort profondément. A une excitation légère il répond par une plainte, mais ne bouge pas. Ce n'est qu'en l'excitant fortement et en lui occasionnant de la douleur que l'on provoque chez lui des mouvements, d'ailleurs limités à un redressement de la tête, car l'animal ne peut se tenir debout. L'impotence motrice est assez complète. Cependant le sommeil de ce chien n'est pas tout à fait calme, car même sans se défendre ou s'agiter, il se plaint.

EXPÉRIENCE IX. — Chien adulte, 27 kilogrammes. A deux reprises, à 8 minutes d'intervalle, on fait une injection hypodermique de 24 centigrammes d'héroïne. Dès le début de l'action l'animal a poussé des cris, et en même temps défécation, érection et attitude hyénoïde. L'action dépressive qu'il a présentée s'est caractérisée par une grande hyperexcitabilité ; le moindre bruit, le moindre contact, le moindre geste de menace sont l'occasion de cris et de mouvements désordonnés. Quarante-cinq minutes après, au milieu de la dépression générale apparaissent des mouvements brusques, spasmodiques, choréiformes, qui d'abord espacés se rapprochent ensuite, et tiennent le sujet à l'état de veille et dans une agitation marquée. Une heure après le sujet dort, mais pas profondément.

EXPÉRIENCE X. — Par comparaison avec le chien précédent, nous étudions sur un animal de même poids les effets de la morphine.

Un chien de 27 kilogrammes reçoit dans le tissu conjonctif 24 centigrammes de chlorhydrate de morphine. L'injection a été faite à 3 h. 2 et les premiers effets se montrent à 3 h. 9 : effets classiques de la morphine, sommeil très calme, assez lourd, hyperexcitabilité modérée.

Le lendemain matin cet animal était encore sous l'influence du médicament, mais il est tranquille, et quand on le fait marcher pour le conduire dans sa loge, il ne montre pas de paralysie, aucune titubation, attitude hyénoïde à peine perceptible.

Expérience XI. — Chien de 7 kilogrammes. A 10 heures du matin on lui fait une injection hypodermique de 14 centigrammes d'héroïne. A 10 h. 2 l'animal crie, et faiblit du train postérieur; la dépression s'exagère bien vite ainsi que le besoin de dormir. A 10 h. 7 le chien est en décubitus latéral, les membres antérieurs étendus, les membres postérieurs fléchis et rassemblés; il paraît dormir les yeux ouverts, la langue pendante, inerte. De temps en temps, la bouche a des mouvements automatiques. On dirait le début convulsivant de l'action provoquée par une haute dose de morphine. Durant tout le temps du sommeil médicamenteux produit, l'animal est excité.

Expérience XII. — Chien, 20 kilogrammes, jeune et vigoureux. A 3 h. 17, injection hypodermique de 40 milligrammes de morphine. A 3 h. 21 surviennent des nausées, et l'animal vomit quatre fois, rejetant une quantité considérable de soupe; mais il est en apparence dans des conditions normales. Cependant cinq ou dix minutes après, il a un peu d'accélération respiratoire. Il reste debout pendant plus d'une heure, immobile, *songeur*, mais résiste au sommeil. — Il se couche ensuite, mais quand on l'appelle, il se réveille sans brusquerie, répond à la voix et cherche à caresser. Bientôt survient une hypersécrétion salivaire assez notable.

Cet animal a été très modérément impressionné, et quand il marche, on ne voit pas l'attitude hyénoïde habituelle.

Expérience XIII. — Chien de 16 kilogrammes. — A 3 h. 24, injection hypodermique de 32 milligrammes d'héroïne. A 3 h. 27, l'animal se met à pousser des cris perçants, en même temps que son facies paraît crispé. Il a une défécation qui se prolonge un peu; l'animal en position paraît hébété et se plaint toujours. 3 h. 29, la dépression nerveuse est très accusée; le chien a toute difficulté à se tenir debout, il salive d'une façon anormale.

A 3 h. 3o, notre animal, incapable de conserver la station debout, tombe et reste couché, se plaignant sans cesse, mais ne cherchant pas à se relever. Quand sous une excitation [il se redresse, il a le train postérieur en contre-bas; son sommeil; car par moment il paraît s'endormir, est toujours agité et avec grande hyperexcitabilité; hyperacuité visuelle, hyperacousie, sensibilité plus grande; au moindre contact, à la moindre impression, agitation désordonnée, cris, affolement, etc.

Ce chien est absolument différent du précédent. Quand, trois heures après, on reconduit ce chien au chenil, il marche avec une attitude hyénoïde très franche.

Résumé des effets produits par l'héroïne chez le chien.

Les expériences précédentes, dans lesquelles nous avons vu les effets déterminés par l'héroïne chez le chien, depuis la dose de cinq dixièmes de milligramme par kilogramme, jusqu'à 2 centigrammes, reproduisent assez bien la plupart des propriétés essentielles de ce médicament.

Soit d'après ces expériences, soit d'après l'ensemble des faits que nous possédons, nous résumerons ainsi ces actions :

A la suite d'une injection hypodermique d'héroïne, les premières manifestations apparaissent généralement dans les deux ou trois premières minutes; elles s'annoncent généralement par des plaintes, de l'inquiétude, de la faiblesse du train postérieur, parfois érection et quelques rares vomissements. L'hypersécrétion salivaire très marquée diminue au moment du sommeil. Ce sommeil est calme le plus souvent, et ressemble plutôt à un assoupissement. Il est suivi d'un réveil très simple. Les doses de 5 milligrammes à 10 milligrammes par kilogramme sont fortement déprimantes chez les tout jeunes chiens; mais généralement, chez les animaux adultes, surtout à la dose de 1 centigramme par kilogramme, le sommeil obtenu est agité, et ne ressemble en rien à celui que détermine une dose équivalente ou supérieure de morphine. L'attitude du sujet est assez caractéristique, les yeux ouverts ainsi que la bouche, la langue pendante, le regard morne ; l'animal prend le décubitus latéral, ou bien s'étend sur le ventre et allonge les pattes en arrière. Quand il se relève, son train postérieur est affaissé, il a une attitude hyénoïde, et marche à moitié assis.

A la dose de 2 centigrammes par kilogramme, l'animal est agité, sur le qui-vive, et présente parfois des mouvements cloniques dans les membres.

Action de l'héroïne chez le lapin.

La description détaillée des effets de l'héroïne chez le lapin se trouvera au chapitre où nous étudierons la toxicité du médicament chez cet animal. En somme, sur le lapin, l'héroïne à dose modérée est un calmant. A la dose de 5 milligrammes, 1 ou 2 centigrammes par kilogramme, injectée dans le tissu cellulaire souscutané elle produit ses effets en une minute et demie à deux minutes ; le lapin s'affaisse en décubitus sternoventral, parfois sur le côté sans s'étendre complètement.

Il est manifeste que, toutes proportions gardées,

l'héroïne est plus déprimante pour les lapins que ne l'est la morphine. Sous l'action de doses un peu fortes, ces animaux sont incapables de faire des mouvements coordonnés, et de se tenir sur leurs pattes ; ils se tiennent couchés en croix, les pattes de derrière allongées, celles de devant en abduction forcée par rapport à l'axe du corps.

Chez le cobaye les effets de l'héroïne sont les mêmes, mais un peu plus exagérés que chez le lapin.

Action de l'héroïne chez l'âne.

Chez les solipèdes, l'âne entre autres, l'héroïne se comporte comme un excitant et un convulsivant ; cette particularité intéressante ressort de l'expérience suivante :

Expérience XIV. — Ane entier, vigoureux, du poids de 104 kilogrammes. Nous basant sur les résultats observés chez les chiens et les lapins, nous pensons agir avec une dose faible en injectant par voie hypodermique la dose de 4 centigrammes à un âne aussi gros, aussi fort. L'injection est faite à 3 heures de l'après-midi. Cinq minutes après, l'animal est inquiet, se met à braire et à frapper le sol de ses pieds postérieurs. Bientôt ces signes s'exagèrent, l'âne tire à la longe, et par ses efforts trouble son rythme respiratoire. Trente minutes après, l'animal semble plongé dans l'ivresse, facies morne, tête appuyée contre la muraille, l'animal se campe comme pour tirer un fardeau, Tout à coup il brise la longe, se sauve, rencontre une porte vitrée qu'il enfonce de sa tête, qui est seule engagée dans les vitres brisées. Les plaies qu'il vient de se faire ne semblent pas être ressenties.

Après maintes difficultés, on le dégage, et on le laisse en liberté dans une cour où rien ne peut lui faire mal.

Là, il marche à petits pas, les membres associés par bipède latéral comme un cheval qui bat l'amble. Quand il rencontre un obstacle, mur ou arbre, il ne cherche pas à l'éviter et cherche à le pousser avec entêtement. Pour mettre fin à toutes ces difficultés, nous faisons attacher l'âne à un tourniquet dans une écurie. Là il tourne sans discontinuer, et bientôt il est couvert entièrement de sueurs profuses, les poils sont collés comme si on les avait arrosés. Est-ce dû au médicament ou aux mouvements continuels, ou a ces deux facteurs à la fois? La chose est vraisemblable.

Le cœur bat à 160, la température $= 39°,9$.

Deux heures et demie après le début de l'expérience, l'animal est harassé de fatigue, tombe sur sa litière dans le décubitus latéral; il se débat, et ses membres ont un mouvement continuel de va-et-vient. Par suite de cette agitation, les membres correspondants au côté sur lequel repose l'animal frottent sur le sol, les poils sont enlevés et la peau entamée par le frottement.

Cinq heures après cette simple injection de 4 centigrammes seulement, l'agitation persiste sans grande modification; les membres ont des mouvements continuels, mais l'animal ne se rend compte de rien. Il meurt dans la nuit.

L'autopsie faite par M. le Dr Guinard ne montra rien de caractéristique, même dans la vascularisation des centres nerveux et de l'encéphale.

Si l'on tient compte du poids de l'animal et de la faible dose d'héroïne qu'il a reçue, on voit qu'il a été tué par 38 centièmes de milligramme par kilogramme. Nous y reviendrons plus loin, chapitre II.

Expérience XV. — A un âne de 168 kilogrammes on injecte, par suite d'un malentendu, 10 centimètres cubes d'une solution d'héroïne à 2 pour 100. Les premiers symptômes se sont montrés quatre minutes après : inquiétude, agitation. L'animal a bientôt poussé à la corde et au mur, mais il a rapidement perdu la conservation de son équilibre; dix minutes après il tombait. Il a fait des efforts pour se relever, marchant sur les genoux et sur le bout du nez. Il tournait parfois en cercle à droite.

L'exagération de la dose a troublé les symptômes en les exagérant rapidement, mais sans cela le sujet se serait comporté comme l'âne de l'expérience.

Il avait certainement des tendances à pousser au mur. On l'a sacrifié une heure après l'injection, il avait alors 102 à 104 pulsations artérielles, pouls plein et tendu.

Pas de sudation apparente, un peu de salivation.

Expérience XVI. — Ane âgé, 158 kilogrammes. On lui injecte sous la peau, à 1 h. 42, 16 milligrammes d'héroïne. Neuf minutes après l'animal est manifestement excité, il se déplace constamment, mais sans raideur et sans exagération. A 1 h. 58, son agitation est un peu plus prononcée, mais pas de perte d'intelligence. A 2 h. 10, rien ne changeant, on fait une deuxième injection de 16 milligrammes. A 2 h. 25, âne très agité, se promène d'un bout de la loge à l'autre, mais sans s'arrêter et pousser; troisième injection de 16 milligrammes.

A 3 heures, l'animal s'agite toujours, il larmoie et salive un peu; il est impressionnable, cherche à marcher toujours, mais évite très bien les obstacles, contre lesquels il ne prend pas de point d'appui. On lui injecte alors 4 centigrammes d'un seul coup sous la peau.

Les manifestations premières s'exagèrent rapidement, et à 3 h. 15 il pousse franchement à l'obstacle, se déplace, comme avant d'ailleurs, mais mieux qu'avant, à l'allure de l'amble, titubant comme sous l'influence de l'ivresse.

On prend des photographies pendant qu'il pousse au mur et qu'on cherche à le caler. Mis au tourniquet, il tombe bientôt,

autour de 4 heures, s'agite à terre ; la pilocarpine à la dose de
1,08 ne le fait pas saliver beaucoup ; on l'endort au chloroforme avec une très grande facilité, mais au réveil l'agitation
reprend de plus belle et à 8 heures l'animal meurt. Ouverture
du crâne : le cerveau est congestionné. Tué par 88 milligrammes,
soit 0,00055 par kilogramme.

L'héroïne chez la chèvre.

Expérience XVII. — Chèvre, 38 kilogrammes. Injection sous-
cutanée de 4 centigrammes d'héroïne. Cinq minutes après, la
bête est inquiète et mordille autour d'elle les objets. Cette excitation est plutôt de l'ivresse. Dix minutes après elle se couche,
le train postérieur est parésié. Au bout de quelques instants
elle se remet debout, mais péniblement.

Vingt-cinq minutes après la première injection, on en fait
une deuxième de 4 centigrammes également. La bête est agitée
et salive beaucoup. Ramenée dans sa stalle, cette chèvre se promène sans cesse. Quatre heures après, même état, respiration
gênée, pouls plein, tendu, accéléré.

Le lendemain, la bête est complètement remise et n'a rien de
particulier.

Expérience XVIII. — Chèvre vigoureuse, pesant 51 kilogrammes. Injection sous-cutanée de 2 grammes d'héroïne en
solution chlorhydrique à 2 pour 100.

Les premiers effets sont : de l'inquiétude, raideur des membres postérieurs, mordillement des objets environnants. Bientôt
cet état s'accentue et la bête fait des mouvements avec moins
d'aisance ; elle fléchit sur ses jambes. La respiration est irrégulière et pénible.

La chèvre est très excitée, ne peut rester en place, marche la
bouche ouverte la langue au dehors et un peu violacée comme à
un début d'asphyxie. La respiration est toujours pénible, l'animal
salive. Si on veut empêcher la bête de bouger, elle résiste avec

force; parfois relevant convulsivement la tête, elle porte le museau très haut. Malgré tous ces signes, la chèvre comprend très bien quand on l'appelle; la sensibilité périphérique est peu émoussée. Ce qui domine cette scène ce sont : la gêne respiratoire, le besoin de se déplacer, la salivation exagérée, la faiblesse des membres.

Le lendemain notre bête est très excitable et très faible. Elle tombe dans sa litière, se débat, a des menaces d'asphyxie et meurt la nuit suivante. A l'autopsie : congestion pulmonaire.

Cette chèvre a été tuée lentement par 39 milligrammes par kilogramme.

L'héroïne chez le chat.

EXPÉRIENCE XIX. — A un chat pesant 2 kg. 150, nous injectons dans le tissu conjonctif 10 centigrammes d'héroïne. Ce chat qui était très sauvage, a présenté d'abord une exagération de son impressionnalité et de ses défenses, s'est mis à s'agiter en sautillant et piétinant sur place, en faisant le gros dos; puis il est tombé sur le flanc, totalement abruti, incapable de se tenir debout, cherchant à se gratter la tête avec ses pattes de derrière; puis peu à peu il s'est affaibli, et il est mort sans spasmes, cinquante minutes après avoir reçu l'injection.

Les expériences que nous venons de rapporter vérifient le premier point sur lequel, dès le début, nous avons attiré l'attention, à savoir : que les effets de l'éther diacétique de la morphine diffèrent considérablement suivant les espèces animales ; nous remarquons de plus que chez le chien, où elle se comporte cependant comme un hypnotique, on parvient assez difficilement à obtenir un sommeil profond ; le renforcement des doses n'aboutit qu'au réveil de l'hyperexcitabilité et à l'aggravation de certains effets parésiants résultant de l'imprégnation des centres bulbo-médullaires. D'ailleurs, si on arrive aux doses fortes, on ne réussit qu'à aggraver l'agitation primitive et à lui faire atteindre des proportions vraiment anormales ; on aboutit même assez rapidement à une phase convulsive.

Nous reviendrons plus loin sur cette phase, car elle est intéressante, mais déjà nous pouvons dire que, quand les effets convulsivants de l'héroïne se montrent, ils se déroulent dans des conditions qui diffèrent considérablement de celles qui accompagnent les actions produites par des doses équivalentes de morphine.

Nous voyons donc immédiatement que la modification subie par la morphine, dans sa transformation en héroïne, change assez notablement ses électivités centrales et ses diverses affinités électives ; elle atténue beaucoup son influence sur la sphère cérébrale et exagère ses divers effets excitants, convulsivants ou parésiants sur les centres bulbo-médullaires.

Quoi d'étonnant alors à ce que l'héroïne soit, comme nous venons de le voir chez l'âne et chez la chèvre, un excitant énergique et un produit dangereux, surtout pour les animaux que la morphine n'endort pas ? L'exagération de la dominance bulbo-médullaire que possède déjà ce dernier alcaloïde dans ces espèces, est la cause probable de la toxicité plus grande de l'héroïne pour les animaux qui en font partie.

Ces premières notions vont s'affirmer dans les chapitres suivants, et d'abord dans l'étude expérimentale que nous allons faire maintenant de la toxicité propre de l'éther diacétique de la morphine.

CHAPITRE II

I. DÉTERMINATION DE L'ÉQUIVALENT TOXIQUE
EXPÉRIMENTAL DE L'HÉROINE

1° Essais par injections intra-veineuses
chez le lapin.

Expérience XX. — Solution à 2 pour 100. Injection dans veine jugulaire, avec toutes les précautions désirables.

Un premier lapin de 2 kg. 010 présente, dès le premier centimètre cube, une violente agitation; une crise tétanique succède presque de suite et se continue presque sans rémission jusqu'à la mort, qui arrive au 6ᵉ centimètre cube. On a injecté 12 centigrammes d'héroïne, soit 59 milligrammes par kilogramme.

Un deuxième lapin, pesant 2 k. 080, succombe dans les mêmes conditions, à la dose de 4 c.c. 50.

Etant donné l'activité de l'héroïne, son pouvoir convulsivant, il semble difficile, avec la solution à 2 pour 100, de pouvoir arriver à une imprégnation modérée. Nous avons alors employé des solutions plus faibles.

Expérience XXI. — Solution à 1 pour 100. Injection lente dans la veine jugulaire d'un lapin de 2 kg. 155. Les premières doses du médicament suspendent momentanément la respiration; bientôt apparaissent l'hyperexcitabilité, les secousses et les accès convulsifs ; au 8ᵉ centimètre cube, l'animal meurt dans le tétanisme. Il avait reçu 8 centigrammes, soit 37 milligrammes par kilogramme.

EXPÉRIENCE XXII. — Solution à 1/200. Injection veineuse à un lapin de 1 kg. 610. La marche de l'essai a rappelé en tous points celle du précédent, et la mort est survenue à 12 c.c. 5, soit 0,38 par kilogramme.

EXPÉRIENCE XXIII. — Solution à 1/500. Injection veineuse lente à un lapin de 2 kg. 600. L'essai a duré une heure ; la quantité de solution injectée était de 74 centimètres cubes. Pendant l'injection des 14 premiers centimètres cubes, le lapin a été calme, sa respiration lente, s'arrêtant souvent pendant plusieurs secondes. Au 17ᵉ centimètre cube apparaît l'excitabilité. La respiration est plus rapide ; début des accès tétaniques et des convulsions, après l'injection de 41 centimètres cubes. Mort dans une série de spasmes. Le lapin a été tué par 148 milligrammes d'héroïne, soit 0,0569 par kilogramme.

Il serait illogique de prendre comme chiffre de toxicité la moyenne fournie par les essais précédents obtenus avec des solutions de titres divers ; cependant en tenant compte des causes d'erreurs et des variations on peut fixer autour de 40 milligrammes par kilogramme l'équivalent toxique expérimental chez le lapin.

Essais par injections intra-veineuses chez le chien.

EXPÉRIENCE XXIV. — Solution à 2 pour 100. Petit chien de 6 kg. 070. Injections dans la veine maxillo-musculaire durant six minutes, pendant lesquelles l'animal a reçu 10 c.c. 5. Dès le 1ᵉʳ centimètre cube, cris et défenses. Au 4ᵉ centimètre cube, crises tétaniques séparées par des secousses cloniques. 21 centigrammes d'héroïne ont donné la mort, soit 0,034 par kilogramme.

Expérience XXV. — Solution à 1/200. Petit chien âgé, gros,
8 kg. 465. Injection veineuse. L'essai a duré une heure et six
minutes; durant ce temps, on a injecté 171 centimètres cubes. Les
accidents convulsifs se sont montrés au 45e centimètre cube. Dose,
toxique 885 milligrammes, soit 101 milligrammes par kilogramme.

Expérience XXVI. — Jeune chien de 5 kg. 320. Injection
veineuse de 105 centimètres cubes de la solution à 1/200. L'essai
a duré cinquante-cinq minutes. L'animal est mort en tétanisme
avec 525 milligrammes de poison, soit 0,098 par kilogramme.

Ces expériences sur le chien nous permettent de fixer
autour de 98 à 101 milligrammes par kilogramme,
l'équivalent toxique chez le chien.

Nous avons groupé dans le tableau suivant les résultats de ces essais.

Essai de toxicité de l'éther diacétique de la morphine par injection veineuse.

POIDS DE L'ANIMAL	TITRE DE LA SOLUTION	QUANTITÉ INJECTÉE	DOSE PAR KILOG. D'ANIMAL
Lapins.			
kg.		gr.	gr.
2,010	2 p. 100	0,12	0,059
2,080	2 p. 100	0,09	0,043
2,155	1 p. 100	0,08	0,037
1,610	1 p. 200	0,0625	0,038
2,600	1 p. 500	0,148	0,0569
Chiens.			
6,070	1 p. 100	0,21	0,034
8,465	1 p. 100	0,885	0,101
5,320	1 p. 100	0,525	0,098

II. DÉTERMINATION DE L'ÉQUIVALENT TOXIQUE
DE L'HÉROINE PAR INJECTIONS HYPODERMIQUES

L'héroïne pouvant être injectée comme la morphine dans le tissu conjonctif sous-cutané, il était important de rechercher son degré de toxicité par cette voie.

Les expériences assez nombreuses que nous possédons ont été faites chez le lapin et chez le cobaye, nous en reproduisons quelques-unes afin de donner une idée de la façon dont ces animaux se comportent sous l'influence de l'héroïne, injectée à doses très variables. Les essais que nous ne reproduisons pas seront groupés avec les autres dans un tableau où nous résumerons les différents résultats obtenus.

Expériences chez le lapin.

Expérience XXVII. — Lapin, 2 kg. 015. Injection hypodermique de 2 centigrammes d'héroïne. Sommeil rapide, moins de trois minutes, calme, sans agitation ; hyperexcitabilité peu apparente. Tout s'est très bien passé, sans accès convulsif de quelque genre que ce soit, 0,0098 par kilogramme.

Expérience XXVIII. — Lapin, 2 kg. 175. Injection à raison de 0,05 par kilogramme. 0,108, soit 5 c.c. 1/2 à 2 pour 100. Injection à 4 h. 10. Le sujet est couché à 4 h. 12. 4 h. 16, calme complet, lapin hyperexcitable. Salivation. Pas de crise. Après être resté ainsi déprimé, en attitude somnolente, le lapin s'est peu à peu rétabli. A 5 h. 50 il se promenait, et le lendemain il ne montrait absolument rien.

Expérience XXIX. — Lapin, 1 kg. 880. Héroïne, 10 centi
grammes par kilogramme (soit 0,188). Injection à 4 h. 8 ; animal couché à 4 h. 10. A 4 h. 16, calme profond, peu hyperexcitable, salivation. 4 h. 24, début des convulsions. 4 h. 30, l'animal n'a pas cessé de s'agiter. 4 h. 34, tétanisme. 5 h. 45, toutes
les crises ont disparu ; l'animal est couché, les membres postérieurs allongés en arrière, les membres antérieurs écartés de
chaque côté, en croix. Le lendemain 25, le lapin est dans la
même attitude, on le photographie ainsi ; il est mort dans la
nuit du 25 au 26.

Expérience XXX. — Lapin, 2 kg. 275. Injection hypodermique
d'héroïne (0,15 par kilogramme), 0,342.

L'injection est faite à 5 h. 53. A 5 h. 55, sans agitation première, le lapin s'affaisse ; les quelques mouvements qu'il fait ont
une très grande brusquerie. 5 h. 59, lapin complètement immobile et semblant insensible; on peut lui pincer fortement les
oreilles, il ne réagit pas. 6 h. 4, quelques soubresauts et esquisses
de secousses classiques. 6 h. 9, spasmes extensifs accentués; les
membres postérieurs sont allongés en arrière, se portant difficilement en avant; les pattes antérieures sont étendues, allongées
en croix de chaque côté du corps, toujours quelques mouvements
choréiformes. Le sujet porte les oreilles haut. 6 h. 17, tétanisme
sans changement d'attitude et mort. 0,15 par kilogramme ont
tué l'animal en vingt-quatre minutes.

Expérience XXXI. — Lapin, 2 kg. 180. Injection hypodermique
d'héroïne, 0,545 (0,25 par kilogramme). Injection faite à 6 h. 2.
6 h. 3 1/2, l'animal est déja impressionné. 6 h. 5, les membres
postérieurs sont étendus en arrière sans convulsions. 6 h. 6,
quelques mouvements convulsifs, l'animal quitte le sol avec ses
pattes antérieures qui, incapables de supporter le poids du
corps, sont déjetées en dehors et restent en croix. 6 h. 8, mouvements classiques brusques, préludes d'une crise pendant
laquelle le sujet tombe sur le flanc. Après cette crise survient
une phase de calme, et l'animal meurt sans spasme à 6 h. 24.

Expériences chez le cobaye.

Expérience XXXII. — Cobaye, 5o5 grammes. Injection hypodermique de o,oo12 d'héroïne. Cet animal n'a pas été endormi, mais il a présenté une grande hyperexcitabilité, fuyant à l'approche et ne pouvant rester immobile quand on le tenait. — *0,0025 par kilogramme.*

Expérience XXXIII — Cobaye, 63o grammes. Injection hypodermique de o,oo25. Assez calme, hyperexcitabilité : reste sur la table assez tranquille, réagit au choc comme un animal morphinisé. — *0,0030 par kilogramme.*

Expérience XXXIV. — Cobaye de 5go grammes. Injection hypodermique de 2 centigrammes d'héroïne à 10 heures du matin. Moins de deux minutes après cet animal est affaissé, immobile, et est sûrement sous l'influence hypnotique de l'agent infecté; il est resté ainsi déprimé, sans agitation convulsive, dans le plus grand calme, jusqu'à 3 heures du soir. Peu hyperexcitable au contact. — *0,033 par kilogramme.*

Expérience XXXV. — Cobaye 46o grammes. Injection o,oo37 ; très déprimé. Garde la situation qu'on lui donne; peu excitable; reste parfaitement tranquille sur une table. — *0,0080 par kilogramme.*

Expérience XXXVI. — Cobaye 53o grammes. Injection o,oo5. Calme complet. Immobilité. Ne bouge pas sur la table. — *0,0094 par kilogramme.*

Expérience XXXVII. — Cobaye 715 grammes. Injection o,oo75. Depuis l'injection, l'animal est resté pendant une heure immobile, les pattes étendues en arrière ; il s'agite peu. Cependant si on le touche, il se montre un peu hyperexcitable. — *0,0104 par kilogramme.*

Expérience XXXVIII. — Cobaye 455 grammes. Injection de
0,010. Assez calme, mais il a l'hyperexcitabilité de tous les animaux chez lesquels on a un peu forcé les doses. — *0,0219 par
kilogramme.*

Expérience XXXIX. — Cobaye 715 grammes. A 10 h. 1 du
matin, injection de 4 centigrammes d'héroïne. En moins d'une
minute, dépression, affaissement et action hypnotique assez
calme et peu hyperexcitable. L'animal n'a pas de mouvements
spontanés. — *0,055 par kilogramme.*

Expérience XL. — Cobaye 690 grammes. Injection à 10 h. 2 de
6 centigrammes. Dépression rapide mais calme moins prononcé;
l'animal, bien qu'assez abruti et déprimé, se meut spontanément,
se met à courir sans la moindre provocation, bien que faible des
pattes postérieures; un peu d'hyperexcitabilité, bien qu'à cela se
limitent tous les effets obtenus. — *0,086 par kilogramme.*

Expérience XLI. — Cobaye 555 grammes. Injection de 8 centigrammes d'héroïne. En une minute et demie à deux minutes,
apparition des effets qui sont caractérisés par de l'abrutissement
avec agitation; cette agitation avec hyperexcitabilité s'exagère
et aboutit à des accès convulsifs avec décharges tétaniques typiques. L'animal est resté dans cet état pendant une heure et
demie environ, puis les accès ont disparu. Le cobaye s'est parfaitement rétabli. — *0,144 par kilogramme.*

Expérience XLII. — Cobaye 725 grammes. Injection de
0,108 d'héroïne (soit 0,15 par kilogramme). Injection à 6 h. 17.
Deux minutes après, abattement qui a persisté sans grande
hyperexcitabilité, quelques légers soubresauts.
Ce cobaye a parfaitement résisté.

Expérience XLIII. — Cobaye, 547 grammes. Injection hypodermique, 3 h. 59, d'héroïne (solution à 2 pour 100) 92 milligrammes, soit 0,17 par kilogramme. Premiers effets a 4 h. 1;

troubles moteurs et grande dépression 4 h. 11, quelques soubresauts 4 h. 14, course en sautillant, suivie d'une grande crise.
Après, l'animal reste sur le flanc, avec quelques petits accidents,
mais se rétablit peu à peu et enfin se remet debout.

Ce petit animal s'est complètement tiré d'affaire.

La dose toxique d'héroïne par injection hypodermique chez
le cobaye est jusqu'à présent comprise entre 17 et 20 centigrammes par kilogramme.

Expérience XLIV. — Cobaye 465 grammes. Injection de
0,093 (soit 0,20 par kilogramme) Injection 6 h. 20. Premiers
effets après deux minutes. 6 h. 30 quelques légers soubresauts.
6 h. 33, mouvements convulsifs, bondissement, course par
sautillement 6 h. 35, grande crise convulsive. Mort à 6 h. 44.

Expérience XLV. — Cobaye 565 grammes. Injection de
0,141 (soit 0,25 par kilogramme). Injection à 6 h. 22 ; quelques
légers spasmes à 6 h. 27 ; l'animal part en sautillant, les
membres raides ; à 6 h. 28 tourne et tombe sur le flanc avec
des convulsions ; spasme tétanique. Mort à 6 h. 34.

Tableau résumant les effets et la toxicité de l'éther diacétique de la morphine par injections hypodermiques (lapins et cobayes).

POIDS DES ANIMAUX	DOSE PAR KG. D'ANIMAL	APPARITION DES PREMIERS SYMPTOMES	TÉTANISME	MOMENT DE LA MORT
Lapins.				
kg.	gr.			
2,180	0,25	après 1 m. 30 s.	après 6 minutes	après 22 minute
2,275	0,15	— 2 minutes	— 23 —	— 24 —
2,320	0,15	— 2 —	— 12 —	— 29 —
1,545	0,15	— 2 —	— 10 —	— 1 heure
1,720	0,12	— 2 —	— 8 —	»
2,515	0,11	— 2 —	— 10 —	»
1,880	0,10	— 2 —	— 24 —	— 32 heures
1,325	0,10	— 2 —	— 28 —	»
1,950	0,10	— 2 —	— 23 —	— 33 minutes
1,635	0,10	— 1 m. 30 s.	»	»
Cobayes.				
0,355	0,30	après 2 minutes	après 3 minutes	après 37 minutes
0,550	0,25	— 2 —	— 9 —	— 44 —
0,565	0,25	— 2 —	— 6 —	— 12 —
0,665	0.20	— 2 —	— 13 —	— 24 —
0,620	0,19	— 2 —	— 10 —	— 3 h. 22 m.
0,610	0,19	— 2 —	— 12 —	»
0,650	0,18	— 2 —	— 6 —	— 3 h. 25 m.
0,790	0,18	— 2 —	— 11 —	— 2 h. 39 m.
0,547	0,17	— 2 —	— 13 —	»
0.725	0.15	L'animal a été calmé et a présenté quelques secousses cloniques.		
0,555	0,144	L'animal a été calmé, très hyperexcitable, quelques secousses.		
0,690	0,086	L'animal a été calmé, très hyperexcitable, quelques secousses.		
0,715	0,055	Effets calmants assez bons, peu d'hyperexcitabilité		
0,590	0,083	Effets calmants assez bons, peu d'hyperexcitabilité		
0,655	0,021	Effets calmants assez bons, un peu hyperexcitable		
0,715	0,0104	Calme pendant la première heure, hyperexcitabilité ensuite.		
0,530	0,0094	Calme complet, immobilité absolue.		
0,460	0,0080	Calme complet, immobilité absolue.		
0,630	0,0030	Sommeil léger, un peu agité.		
0,505	0,0025	Agité, ne dort pas.		

D'après les chiffres contenus dans le précédent tableau, on voit que, chez le lapin, en tenant compte des différences individuelles qui font que certains animaux ont résisté à des doses qui ont été mortelles pour d'autres, on peut retenir, comme chiffre moyen de toxicité, 15 centigrammes par kilogramme.

Dans un essai sur le cobaye par injection hypodermique, nous voyons : 1° que, si les doses d'héroïne sont trop faibles, ce médicament est un excitant. Pour avoir des effets sédatifs, il faut injecter 8 à 9 milligrammes par kilogramme ; quand on dépasse 10 à 15 milligrammes par kilogramme, on a des effets calmants mêlés d'action excitante et d'hyperexcitabilité. Quand les doses sont fortes sans être mortelles, les actions calmantes se montrent d'abord et sont plus ou moins rapidement suivies d'accidents convulsifs, secousses cloniques, tétanisme, etc.

Parfois, quand les doses sont massives, 25 à 30 centigrammes par kilogramme, les manifestations convulsives sont presque immédiates. Enfin, d'après les chiffres du tableau ci-dessus, on peut fixer à 18 ou 19 centigrammes par kilogramme, l'équivalent toxique de l'héroïne injectée dans le tissu conjonctif du cobaye.

Chez le chien. — Par injection hypodermique, l'éther diacétique de la morphine paraît toxique à la dose de 5 centigrammes par kilogramme.

Chez la chèvre. — Nous avons vu une chèvre mourir en trente-six heures, après avoir reçu 39 centigrammes d'héroïne par kilogramme.

Chez l'âne. — Chez l'âne la toxicité de l'héroïne est remarquable, et bien plus forte que chez d'autres animaux. N'est-il pas étonnant de voir un cobaye supporter 15 centigrammes par kilogramme, le lapin 10 centigrammes par kilogramme, alors que la dose de 35 centièmes de milligramme par kilogramme est mortelle pour un âne? Autrement dit, tandis qu'un âne de 104 kilogrammes est tué par 52 milligrammes d'héroïne, un lapin de 2 kg. 500 supporte 225 milligrammes, et un cobaye de 700 grammes supporte 105 milligrammes. L'âne est donc 600 fois moins résistant à l'héroïne que le cobaye, et 500 fois moins que le lapin.

CHAPITRE III

ÉTUDE PARTICULIÈRE
DE QUELQUES MODIFICATIONS ORGANIQUES
ET FONCTIONNELLES
PRODUITES PAR L'HÉROÏNE

I. — Actions sur le cœur et l'appareil circulatoire.

Les expériences suivantes, que nous devons à l'obligeance de M. Guinard, contiennent des renseignements multiples et peuvent être utilisées pour la connaissance des effets de l'héroïne sur le cœur, sur la circulation vasculaire et sur la respiration.

Elles ont été faites sur le chien et chez le cheval. Avant de les interpréter, nous les décrirons aussi sommairement que possible en indiquant les conditions dans lesquelles elles ont été faites :

Expérience XLVI. — Gros chien, 28 kilogrammes, en parfaite santé. On le fixe sur la table et on se met en mesure d'inscrire la pression à l'aide du manométrographe de Chauveau, le pouls avec un sphygmographe à doigt de gant, et la respiration avec le pneumographe de Guinard.

Au début de l'expérience, l'animal crie constamment et s'agite. Dans une phase de calme relatif, on relève :

Pression . . . . 154 mm. Hg.
Pouls . . . . 152 à la minute
Respiration 16   —

Une injection de 4 centigrammes d'héroïne est faite sous la peau.

Une minute et demie après cette injection on note :

Pression . . . . 138 mm. Hg.
Pouls . . . . 92 à la minute.
Respiration 112   —

Les mouvements respiratoires sont très accélérés et l'animal semble un peu agité.

Quatorze minutes après l'injection, le pouls est plus lent, plus fort; la respiration s'est ralentie, les mouvements sont devenus superficiels et l'animal est très calme; nous mesurons et comptons :

Pression . . . . 150 mm. Hg.
Pouls . . . . 60 à la minute.
Respiration 16   —

La première injection étant faite depuis vingt-deux minutes, on en refait une autre de 4 centigrammes, toujours sous la peau, et cinq minutes après on relève :

Pression . . . . 146 mm. Hg.
Pouls . . . . 56 à la minute.
Respiration 30   —

Le pouls est toujours fort, un peu arythmique, les mouvements respiratoires sont encore très superficiels.

A partir de ce moment, il y a peu de changement dans l'état des fonctions que nous étudions, aussi, au bout de vingt-cinq minutes, on fait en plusieurs fois une forte injection de 80 centigrammes d'héroïne dans le tissu conjonctif sous-cutané.

L'administration de cette dose forte est achevée depuis dix minutes, lorsque apparaissent les effets convulsivants du médicament. L'animal a par moment des secousses assez violentes, qui le font sursauter et le troublent au milieu d'un calme général relatif. Nous relevons alors :

Pression . . . . \ . 1 36 mm. Hg.
Pouls . . . . 6o à la minute.
Respiration . . . . 12 —

La pression est à 18 millimètres en dessous de la pression normale; le pouls est toujours lent et fort; quant à la respiration elle est régulière, sauf les accidents déterminés par les secousses convulsives.

Nous terminons là l'expérience, n'ayant pas l'intention d'attendre les modifications ultérieures, qui, apparemment, n'ont pas été différentes des précédentes.

L'animal mis à terre s'est comporté comme les animaux dont il a été question déjà dans nos descriptions des effets de l'héroïne chez le chien.

Le renforcement du pouls constaté dans la précédente expérience a fait songer à une action de l'héroïne sur le cœur, rappelant celle qui a été étudiée par M. Guinard avec la morphine; aussi s'est on mis en mesure d'observer directement les modifications cardiaques pendant l'action de l'héroïne chez le chien. Pour cela on a eu recours soit au cardiographe à aiguille de Laulanié, soit à l'explorateur ventriculaire de Guinard, dont on a associé l'emploi avec celui du manomètre et du sphygmographe. Mais afin de ne pas être gêné par les mouvements de défense des sujets, on les a immobilisés par une dose juste suffisante de curare, qui n'entravait en rien la production normale des effets cardio-vasculaires.

Expérience XLVII. — Gros chien de 32 kilogrammes, curarisé; respiration artificielle. On place le cardiographe à aiguille et, en même temps, on inscrit la pression et le pouls. Sur le tracé

(voir fig. 1) on relève : cœur, 142, contractions assez faibles,
Pression, 122 mm. Hg. Pouls faible.

On fait une injection hypodermique de 4 centigrammes d'héroïne.

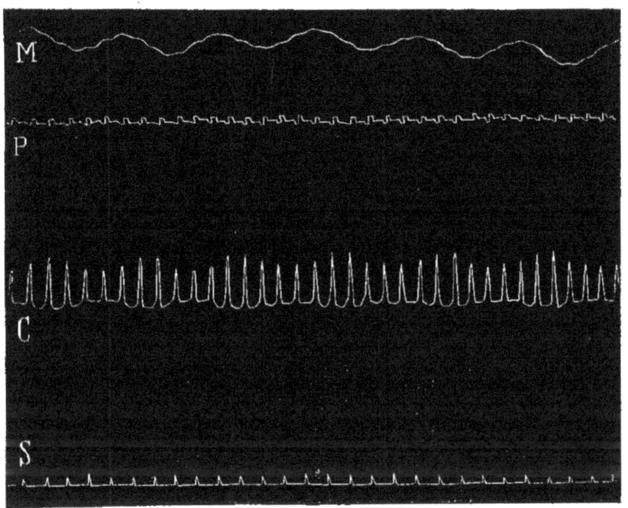

Fig. 1. — Chien curarisé. — Tracé pris avant l'injection d'héroïne. —
M, pression; P, pouls; C, cœur; S, 1/2 secondes. — Ligne de zéro pour
la pression.

Trois minutes après, la pression présente de grandes oscillations; le cœur et le pouls sont peu modifiés.

Après dix minutes, le cœur est considérablement renforcé, les
impulsions sont plus de cinq fois plus fortes, les divers accidents de la contraction sont apparents; en même temps, le
rythme est ralenti; nous relevons en effet :

> Cœur 106
> Pression 124

Le pouls est plus net, il a un joli dicrotisme.

Vingt-deux minutes après l'injection, le cœur est encore
beaucoup plus lent; il est un peu moins fort, mais ses impulsions

ont toujours une énergie supérieure à celle qu'on notait avant l'injection.]

On relève également de l'arythmie et des contractions avortées. On peut compter exactement :

Cœur.　.　.　.　72 contractions à la minute.
Pression.　.　.　oscille entre 104 et 130 mm. Hg.

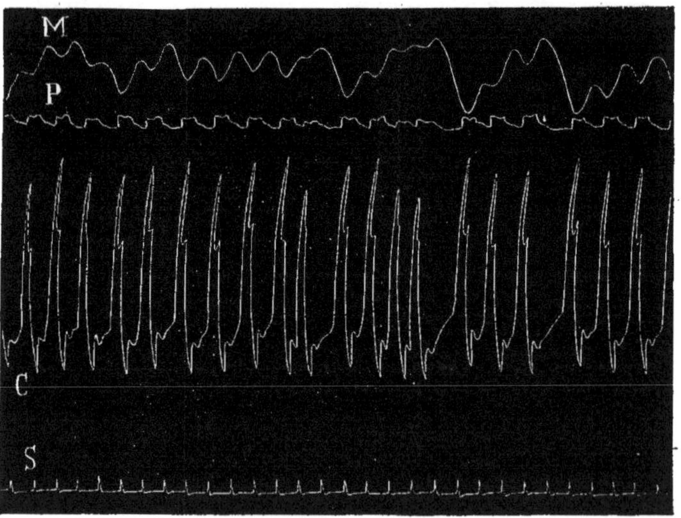

FIG. 2. — Vingt-cinq minutes après une injection de 4 centigrammes d'héroïne. (Comparer avec le tracé 1.)

Trente-cinq minutes après notre injection, les systoles cardiaques, toujours renforcées, sont brusques et saccadées, le cœur a des bondissements. On compte 80 pulsations à la minute, avec 108 mm. Hg.

Les choses variant peu, on fait, cinquante-deux minutes après la première, une injection hypodermique de 8 centigrammes de médicament qui, après cinq minutes, nous donne :

Cœur . . . . 66.
Pression . . . . 120 mm. Hg.

Sur le tracé cardiographique, on voit très nettement le remplissage du cœur, qui se fait lentement.

On fait une nouvelle injection hypodermique de .8 centigrammes, et, dix minutes après, soit une heure quinze après le début de l'expérience, une injection veineuse de 8 centigrammes de la même solution d'héroïne.

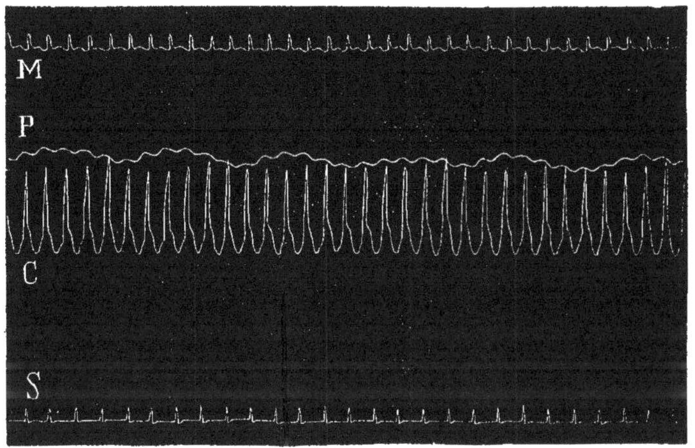

Fɪɢ. 3. —Effets d'une injection veineuse de 8 centigrammes d'héroïne.
Comparer avec les tracés 1 et 2.)

Cette dernière injection a déterminé, en vingt-quatre secondes, une chute notable de la pression sanguine et une accélération cardiaque non moins importante.

Mais une autre conséquence de cette injection a été d'affaiblir les pulsations cardiaques qui, cependant, sont toujours restées supérieures à ce qu'elles étaient avant toute médicamentation.

Au moment où on termine l'expérience, on compte et mesure :

Cœur . . . . 152 pulsations.
Pression . . . . 72 mm. Hg.

En résumé, dans cette expérience comme dans la

précédente, on voit l'héroïne, injectée sous la peau, produire le ralentissement et le renforcement du cœur et du pouls ; après avoir subi une légère augmentation primitive et des oscillations, la pression vasculaire diminue, mais dans des limites assez modérées : 108 millimètres au lieu de 122 ; seule la dernière injection, faite dans la veine, a produit une hypotension très notable, en même temps qu'elle a accéléré le cœur.

Expérience XLVIII. — Chien mouton 8 kilogrammes, atteint de rage paralytique depuis trois jours et dans un état de faiblesse extrême. Le sujet est à la dernière période de la maladie, il est froid, la température rectale ne dépasse pas 29 degrés.

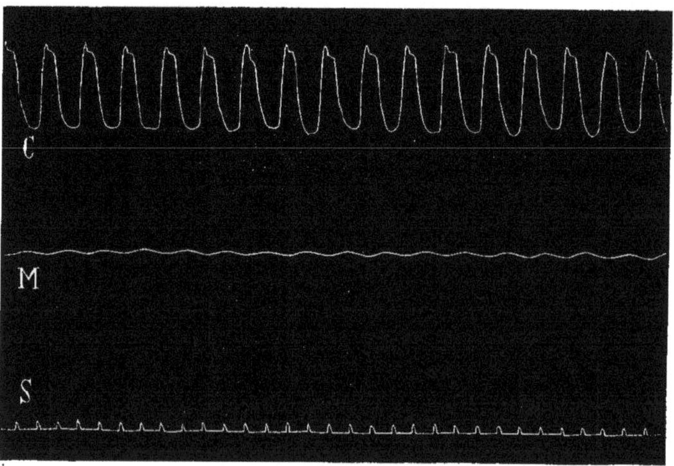

Fig. 4. — Tracé pris sur un chien atteint de rage paralytique avant l'injection d'héroïne. — C, cardiographe ; M, pression artérielle. — S, 1/2 secondes. Zéro de pression.

On le fixe sur une table et on inscrit un tracé cardiaque à l'aide de l'appareil de Laulanié, et la pression carotidienne.

Les pulsations cardiaques, au nombre de 62 par minute,

ont assez d'énergie; la systole est brusque et bien soutenue (voir tracé 4), mais la pression est très basse : 46 mm. Hg. seulement.

Les choses étant en cet état, à 9 h. 45 on fait une injection hypodermique de 20 centimètres cubes de solution d'héroïne à 1 pour 500, soit 4 centigrammes de médicament.

A 9 h. 50, nous relevons :

Cœur . . . . 62.
Pression . . . . 58 mm. Hg.

La pression est un peu relevée, mais le tracé cardiaque n'est pas changé. A 9 h. 55 :

Cœur . . . . 60.
Pression . . . . 54 mm. Hg.

Les impulsions cardiaques sont renforcées d'une façon très appréciable.

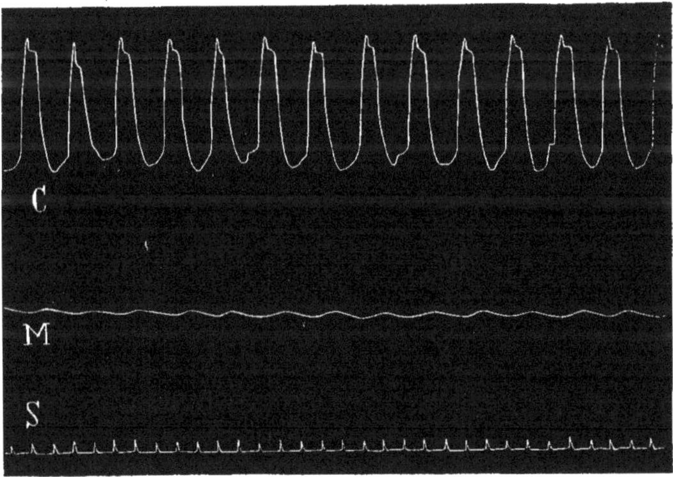

Fig. 5. — Tracé pris 35 minutes après une injection de 4 centigrammes d'héroïne. (Comparer avec tracé précédent, fig. 4.)

A partir de ce moment, la pression subit quelques variations, s'élevant et s'abaissant lentement et progressivement; mais le cœur se renforce notablement et, de plus, nous voyons apparaître les arythmies que produit la morphine et quelques petites systoles avortées.

Pendant ces modifications, à 10 h. 10 on ne compte que quarante-quatre contractions à la minute.

A 10 h. 18, trente-trois minutes après l'injection d'héroïne, l'hypotension s'est considérablement accusée, nous n'avons plus que 44 mm. Hg. ; en revanche, les impulsions cardiaques ont pris une énergie beaucoup plus grande, elles sont un tiers plus fortes qu'avant la médicamentation (voir fig. 5). On en compte 52 à la minute. L'arythmie et les systoles avortées ne se voient plus.

Avant de terminer l'expérience, nous excitons, alternativement, le vague droit et le vague gauche, et nous constatons que l'un et l'autre possèdent leurs propriétés modératrices normales.

Cette expérience nous a paru intéressante, parce qu'elle nous démontre que, chez un animal dans un état de dépression extrême, les effets de l'héroïne sur le cœur et la circulation sont ceux qu'elle produit chez les animaux sains.

Expérience XLIX. — Chien, 25 kilogrammes, curarisé ; on pratique la respiration artificielle.

Par la jugulaire, on introduit l'explorateur ventriculaire de M. Guinard, et l'on inscrit :

Cœur . . . . . 92 pulsations à la minute.
Pression . . . . 156 mm. Hg.
Pouls . . . . . bon.

Une injection de 20 centigrammes d'héroïne est faite dans le tissu conjonctif sous-cutané, et détermine, au bout de trois minutes, le ralentissement avec renforcement du cœur, et une baisse primitive de la pression.

    Cœur . . . . 72 pulsations.
    Pression . . . . 114 mm. Hg.
    Pouls . . . . affaibi.

Successivement, on relève :

Après cinq minutes :

    Cœur 80
    Pression 120
    Pouls . . . . Nettement plus fort.

Après dix minutes :

    Cœur 72
    Pression 112

Les contractions du ventricule sont très renforcées, brusques et énergiques ; il y a aussi des irrégularités et quelques systoles faibles, avortées, au milieu des contractions fortes.

On sectionne alors le pneumogastrique gauche, mais cette opération n'a aucune influence, ni sur la force ni sur le rythme du cœur ; on note en effet :

    Cœur 56
    Pression 104

Il n'en est pas de même à la suite de la section du pneumogastrique droit qui, sans affaiblir l'énergie des systoles, accélère énormément le cœur.

On compte, en effet, 208 contractions par minute au lieu de 56.

On porte des excitations électriques faibles sur le vague droit qui, chaque fois, produisent les effets habituels de ralentissement.

On termine l'expérience par une injection veineuse de 40 centigrammes d'héroïne. Celle-ci détermine, comme précédemment, une chute brusque de la pression ; mais, de plus, on constate, dix minutes après, que l'excitation du pneumogastrique ne modère plus le cœur comme elle le faisait auparavant.

Dans cette expérience, nous avons encore observé

le ralentissement et le renforcement des contractions cardiaques, mais la pression, au lieu de présenter une élévation première, est tombée primitivement. Une autre particularité intéressante est l'accélération énorme du cœur ralenti, par la section du vague, sans atténuation de l'effet de renforcement.

Expérience L. — Chien, 26 kilogrammes, curarisé. On sectionne préalablement les deux nerfs pneumogastriques, et on place seulement le cardiographe à aiguille, qui inscrit 192 pulsations.

On fait alors une injection hypodermique de 13 centigrammes d'héroïne.

Six minutes après, on note un léger ralentissement du cœur, qui a 176 pulsations au lieu de 192, mais le renforcement n'est pas encore apparent.

Ce n'est qu'après quinze minutes que les impulsions cardiographiques sont manifestement plus fortes, 13 centigrammes sont de nouveau injectés, mais ils ne changent rien, ni dans le rythme, ni dans l'énergie du cœur.

Vingt-cinq minutes après, on pratique, lentement, une injection veineuse de 40 centigrammes d'héroïne, qui rapidement augmente beaucoup la force du cœur. Mais ce renforcement n'est pas durable; dix minutes après, il n'est plus apparent, mais le cœur est plus lent, 144 pulsations au lieu de 192.

On constate alors, par une excitation électrique des nerfs vagues, que le système modérateur n'est pas paralysé ou affaibli comme dans l'expérience précédente. Mais ce résultat est obtenu à la suite d'une nouvelle injection veineuse lente de 60 centigrammes d'héroïne.

Le résultat que nous tenons à souligner est le léger ralentissement et le renforcement modéré du cœur par l'héroïne, malgré la double section préalable des pneumogastriques.

Expérience LI. — Chien de chasse, pesant 20 kilogrammes. Cet animal est très calme et ne se défend pas pendant qu'il est immobilisé sur la table. On ne le curarise pas et on se met en mesure d'inscrire la pression, le pouls et la respiration.

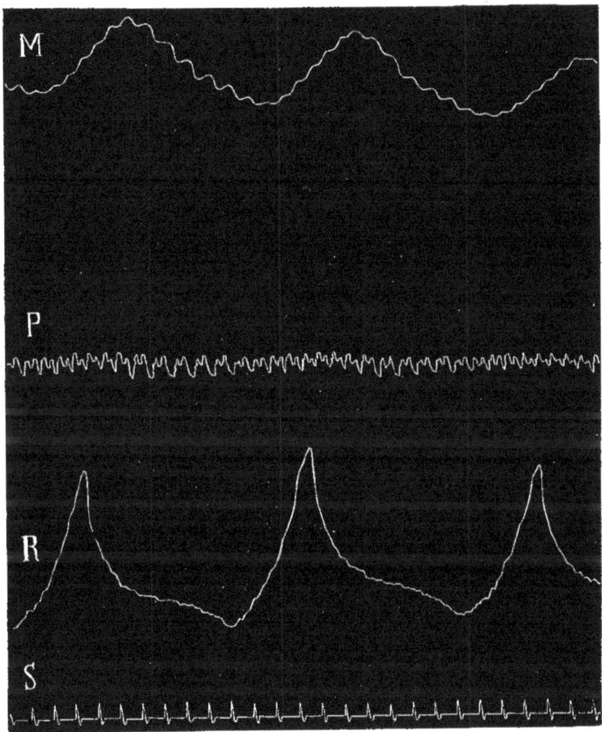

Fig. 6. — Tracé normal, avant médicamentation : M, pression artérielle; P, pouls (la forme des accidents a été un peu dénaturée par le graveur); R, respiration ; S, 1/2 secondes. Zéro pour la pression,

A l'état normal, on relève :

Pression . . . . 176 mm. Hg.
Pouls . . . . 166 par minute.
Respiration 12

Le dicrotisme du pouls est très accusé, on fait une injection hypodermique de 5 centigrammes d'héroïne. Deux minutes après, les fonctions que l'on étudie sont déjà modifiées.

La pression présente de grandes oscillations, entre 140 et 180 mm. Hg.

Le pouls est ralenti, 106 à la minute, en même temps que plus fort. Il y a six mouvements respiratoires par minute, toujours profonds, mais les expirations sont plus prolongées qu'à l'état normal.

L'animal, un peu excitable dans les premières phases de l'action, se calme peu à peu et présente les effets déjà décrits de l'héroïne; les respirations deviennent superficielles et irrégulières, 8 par minute, le pouls étant à 74 et la pression à 156 mm. Hg.

Il y a d'assez grandes variations dans l'état des fonctions étudiées, de telle sorte que l'on note :

	Après 10 minutes.	Après 14 minutes.	Après 16 minutes.
Pression. .	163 mm. Hg.	153	145
Pouls. . .	56 à la minute	48	46
Respiration.	12 —	20	24

On voit, en somme, qu'après les oscillations du début, la pression va constamment en diminuant, au fur et à mesure que les effets dépressifs s'accusent; en même temps, le pouls se ralentit en se renforçant, et la respiration s'accélère.

Une nouvelle dose de 5 centigrammes est injectée, dix-sept minutes après la première; elle exagère légèrement les modifications précédentes, de telle sorte que cinq minutes après, nous inscrivons :

Pression	140 mm. Hg.
Pouls	44 —
Respiration	24 —

Les impulsions sphygmographiques sont renforcées et montrent en même temps de l'arythmie, comme déjà nous en avons observé dans les essais précédents et avec la morphine.

L'animal dort profondément, dans un calme complet; les

deux nerfs pneumogastriques sont découverts et sectionnés brusquement. Aussitôt, de 44 pulsations à la minute, le pouls monte à 220, pendant que la pression passe de 142 mm. Hg à 248. Les mouvements respiratoires, au nombre de 12, sont

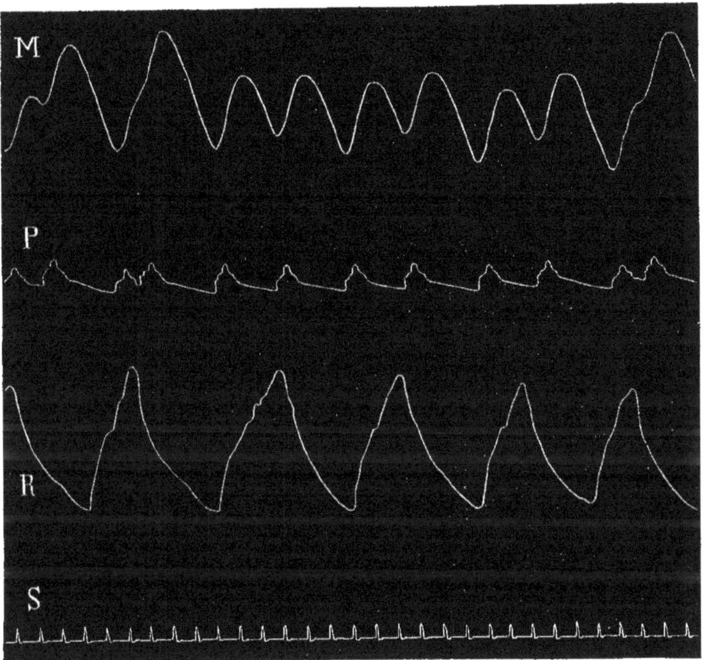

F1G. 7. — Pendant l'action de l'héroïne ; l'animal dort tranquillement.
(Comparer avec tracé 6.)

plus profonds, mais ils ne présentent pas les caractères de ceux que l'on voit généralement après la vagotomie.

Pour terminer, on fait alors une injection veineuse de 40 contigrammes d'héroïne, qui détermine une violente crise de tétanos, après laquelle on constate l'hypotension énorme (80 mm. Hg.) et l'accélération du cœur (260 pulsations à la minute).

A différentes reprises et en déplaçant le chariot de la bobine, on constate alors que l'excitation du vague gauche ne produit rien sur le cœur et que, seuls, les courants un peu plus forts portés sur le vague droit ralentissent le cœur.

Ces résultats, obtenus chez un chien non curarisé, confirment complètement les faits que nous avons relevés dans les expériences précédentes.

Expérience LII. — Chien 3o kilogrammes, fortement curarisé. On place le cardiographe à aiguille et on inscrit la pression. Au début, avant l'injection, on note :

  Cœur . . . . 1o8 pulsations.
  Pression . . . . 136 mm.

On injecte 14 centigrammes d'héroïne dans le tissu conjonctif sous-cutané et dix minutes après, on relève :

  Cœur . . . . 64 pulsations.
  Pression . . . . , 116 mm.

Les impulsions cardiaques ne sont pas très notablement renforcées ; cependant par moment, mais très irrégulièrement, on voit des contractions un peu plus fortes.

Vingt minutes après, le renforcement cardiaque est plus apparent, mais n'a pas la valeur de ceux que nous avons déjà observés. Peut-être cela tient-il à la curarisation profonde.

Quant au rythme du cœur, il est de 8o par minute ; la pression est tombée à 77 mm. Hg.

On sectionne alors les deux nerfs pneumogastriques, et on obtient assez brusquement une accélération du cœur (174 pulsations par minute) et une hypertension artérielle (228 mm. Hg.).

L'expérience est arrêtée là, par insuffisance de place sur la feuille de l'enregistreur.

Expérience LIII. — Nous avons pu faire cette expérience sur une jument de cavalerie légère, âgée de huit ans, abandonnée

au laboratoire pour cause de cécité. Cette bête pèse 4oo kilogrammes, elle est très vigoureuse et impressionnable.

On la couche sur une table, et, après immobilisation, on découvre la carotide pour y introduire le tube du manomètre.

On inscrit la pression, le pouls et la respiration.

Avant l'injection du médicament, on note :

Pression . . . . 166 mm. Hg.
Pouls . . . . 44 par minute.
Respiration 24

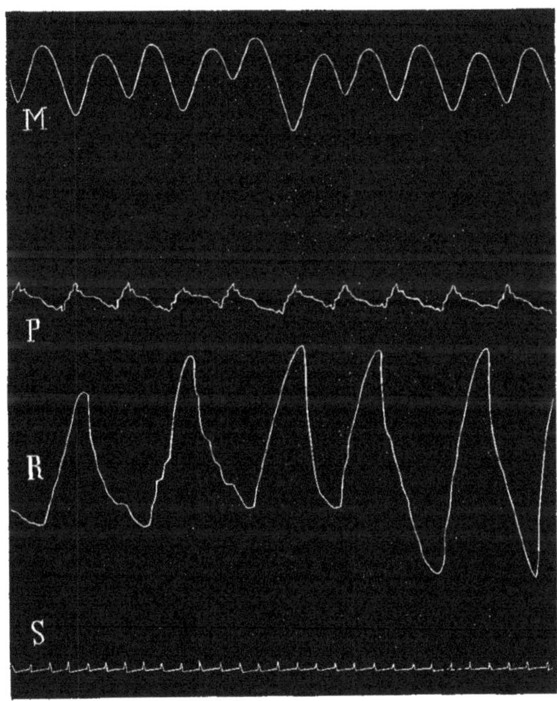

Fig. 8. — Tracé normal, pris sur une jument : M, pression carotidienne ;
P, pouls ; R, respiration ; S, 1/2 secondes. Zéro de pression.

Avec lenteur, on injecte dans la veine jugulaire 4 centigrammes d'héroïne.

Vingt et une secondes sont à peine écoulées que la bête com-

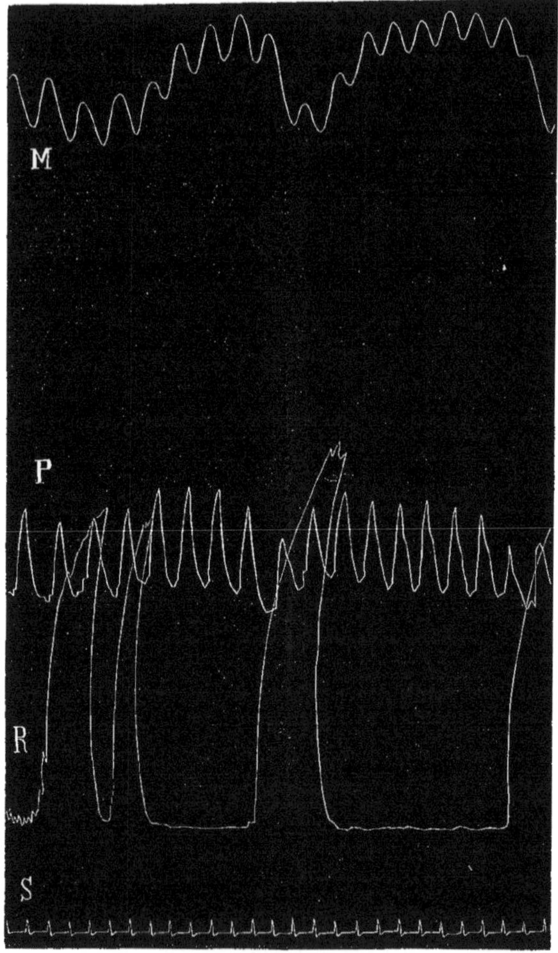

FIG. 9. — Dix minutes après une injection de 4 centigrammes d'héroïne
(jument). (Comparer avec fig. 8.)

mence à s'agiter, elle a des mouvements de défense, brusques
et violents, en même temps la pression descend deux ou trois

secondes, pour remonter et dépasser même un niveau normal.

Trente secondes après l'injection apparaît son trouble respiratoire spécial ; la respiration s'arrête par intervalle en expiration, se suspend pendant un instant, après quoi survient un brusque mouvement, profond, suivi d'une nouvelle pause, etc. il y a quelques caractères du rythme respiratoire qui suit la vagotomie.

Après deux minutes, on relève :

  Pression 184
  Pouls 164
  Respiration 10

Le pouls est beaucoup plus fort, l'artère est tendue.

Dix minutes après l'injection, les effets d'accélération et d'hypertension se sont exagérés et nous obtenons :

  Pression. 236
  Pouls. 82
  Respiration. . . . . irrégulière.

Sur le tracé, on peut voir l'hypertension énorme dont nous parlons, et non seulement l'accélération, mais aussi le renforcement considérable du pouls, dont les accidents ont trois fois plus d'amplitude qu'avant la médicamentation. Les mouvements respiratoires sont toujours rapides, mais séparés par des intervalles et des pauses expiratoires de quatre à neuf secondes.

On laisse six minutes s'écouler, et on injecte 8 centigrammes d'héroïne dans la jugulaire.

Les intermittences respiratoires s'exagèrent, mais de plus la jument est secouée par de grands frissons qui, sur le tracé pneumographique, s'inscrivent sous la forme de tremblements.

Deux minutes après cette injection, on note :

  Pression 288
  Pouls 112
  Respiration lente et intermittente, les mouvements
   sont brusques.

Le sujet étant destiné à d'autres recherches, nous nous arrê-

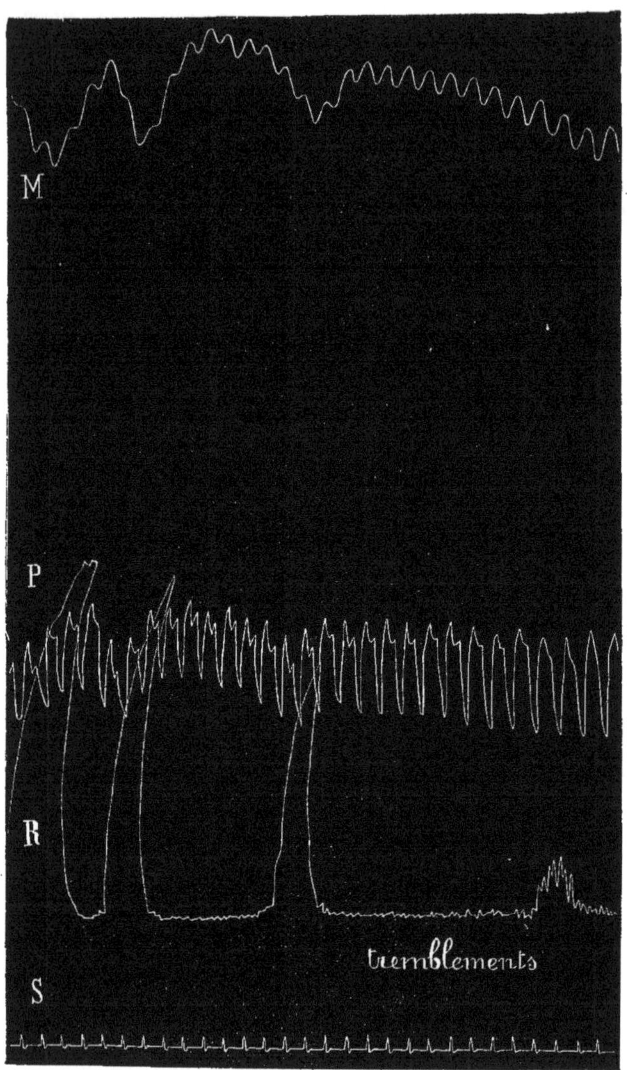

Fig. 10. — Après une injection de 12 centigrammes d'héroïne.
(Comparer avec les traces 8 (normal) et 9.)

tons là, non sans avoir constaté là grande agitation déterminée
chez lui par l'héroïne ; la salive coule abondamment, la peau est
couverte de sueur et, en plus des tremblements généraux ci-
devant signalés, l'animal est constamment agité.

Dans cette expérience, qu'il serait très intéressant
de mettre en parallèle avec celles du même genre qui
ont été faites par M. Guinard avec la morphine, nous
voyons que, comme ce dernier alcaloïde et peut-être
plus énergiquement que lui, l'héroïne produit chez
les animaux qu'elle n'endort pas les solipèdes en
particulier, l'accélération et le renforcement du cœur,
l'hypertension artérielle.

Ces effets sont très différents de ceux que nous
avons enregistrés chez le chien, et, sauf le renforcement,
sont diamètralement opposés. C'est une vérification
de ce que déjà nous avons annoncé à la fin du chapitre II, en résumant brièvement les effets qui donnent
à l'héroïne son caractère particulier.

D'après les expériences précédentes, nous pouvons
ainsi résumer les actions de l'héroïne sur le cœur et
sur la circulation. Et d'abord, ces actions varient suivant les animaux, suivant qu'il s'agit de sujets appartenant à une espèce endormie ou non endormie par
ce produit. Cependant, chez le chien et chez le cheval, l'héroïne augmente l'énergie des contractions
cardiaques, et ce n'est qu'après l'administration de
doses très fortes que l'on peut observer des actions
contraires d'affaiblissement progressif.

Le renforcement du cœur par l'héroïne est généralement très important chez le chien ; les systoles prennent peu à peu une énergie plus grande que normale-

ment ; l'impulsion devient puissante, saccadée et brève. Sur quelques tracés nous avons vu l'amplitude de la courbe cardiographique prendre une valeur quatre ou cinq fois supérieure, et cette modification persiste pendant toute la durée de l'action, en s'atténuant légèrement dans les dernières phases.

Recherchant la part prise par le système nerveux dans cette action, nous avons constaté que la vagotomie double pratiquée avant l'injection ou pendant ses effets modifie très peu le phénomène de renforcement.. Ce renforcement semble avoir surtout une origine dépendant d'actions périphériques, soit sur les ganglions automoteurs, soit sur le myocarde.

L'action de renforcement s'observe également avec autant d'importance chez le cheval ; nous l'avons constatée aussi par la simple exploration du cœur chez la chèvre et chez le lapin. Elle a été signalée chez le lapin par MM. Paulesco et Géraudel.

Mais, le cœur est également modifié dans son rythme. Chez le chien, comme chez le lapin d'ailleurs, il est notablement ralenti, surtout quand on se tient dans la limite des doses modérées. Le ralentissement est important, et peut se chiffrer par des différences de 20, 44, 78, 96 et même 120 pulsations. Pendant que le cœur est ralenti, il est arythmique et présente parfois des intermittences. Les systoles s'associent par deux ou trois, quelques-unes d'entre elles avortent, et ne produisent sur la courbe que des accidents de peu de valeur. La vagotomie double avant ou pendant l'action, ayant pour conséquence de faire disparaître le ralentissement cardiaque produit par l'héroïne ainsi que l'arythmie, l'origine bulbaire de ces modifications ne paraît pas douteuse. Cependant, certains effets de ralentissement pouvant s'observer parfois, même après section des pneumogastriques (voir expérience L), on peut accorder quelque influence à des actions périphériques possibles, dans la production de ce phénomène.

Chez le cheval, avec le renforcement de l'énergie, ce sont les phénomènes d'accélération qui dominent ; nous n'avons pas pu en analyser la cause ; mais, étant donnée la similitude qu'ils présentent avec ceux que produit la morphine, nous pouvons dire, d'après les expériences de M. Guinard, qu'ils sont dus, soit à l'excitation du système accélérateur, soit à la paralysie des organes frénateurs périphériques.

MODIFICATIONS CIRCULATOIRES

Dreser et Beketoff, ont trouvé que chez l'homme, les effets de l'héroïne sur la pression sont à peu près nuls. Expérimentalement chez le chien, nous avons constaté, en effet, qu'aux doses modérées l'action déprimante de ce médicament s'accompagnait de modifications assez faibles de la tension artérielle. L'hypotension, quand elle existe, est toujours modérée ; mais, en somme, c'est l'hypotension qui domine.

Parfois, la baisse de la pression vasculaire est précédée d'une hypertension légère et fugace, ou bien de grandes oscillations de la courbe manométrique passant d'un niveau supérieur à un niveau inférieur à l'état normal.

Mais bien souvent la diminution de la tension artérielle est primitive et immédiate.

Nous avons relevé des différences de 14, 18, 31 et 36 millimètres. Naturellement, quand au lieu d'injecter le médicament sous la peau, on l'introduit sous une veine, la chute de pression est presque immédiate et beaucoup plus importante.

Comme nous l'avons vu chez le cheval, le phénomène dominant est l'hypertension ; dans l'expérience citée, à la suite d'une injection intravasculaire de 8 centigrammes d'héroïne pour une bête de 400 kilogrammes, la tension carotidienne est montée de 166 à 288 millimètres, soit une différence de 122 millimètres en plus. Comme avec la morphine, ces effets doivent être liés à une excitation du système vaso-moteur, probablement en rapport avec les influences nerveuses spéciales de l'héroïne chez le cheval.

MODIFICATIONS DE LA RESPIRATION

L'étude expérimentale des modifications respiratoires produites par l'héroïne est des plus intéressantes.

Dreser, le premier, a étudié l'action sédative de l'héroïne sur la respiration, et la considère comme supérieure à celle de la morphine et de la codéine. Il a vu une dose de 1 milligramme ralentir les mouvements respiratoires du lapin ; chez l'homme, il a constaté que les respirations sont moins fréquentes, plus profondes, les inspirations étant surtout plus prolongées. Floret et Weiss présentent l'éther diacétique de la morphine comme un médicament excellent contre la toux, quelle qu'en soit la cause ; Strube, Beketoff, Léo le recommandent dans le traitement de la dyspnée.

Géraudel et Paulesco ont expérimenté l'héroïne chez le lapin, et ils ont signalé du côté de la respiration le ralentissement, l'augmentation d'amplitude des mouvements, des altérations importantes dans le rythme caractérisées par des pauses expiratoires longues et prolongées, séparant des mouvements isolés, ou groupées par série de 2, 3, 5.

Ce type de respiration périodiqne a déjà été vu et étudié par M. le Dr Guinard, au sujet de son étude sur la morphine.

Avec M. Guinard, nous avons étudié graphiquement les modifications de la respiration dues à l'héroïne chez le lapin et chez le chien, et nous avons constaté que, chez ce dernier, elles sont loin d'avoir la même importance que chez le premier ; la comparaison n'est pas possible.

Chez les chiens que nous avons soumis à l'action de l'héroïne, les effets modérateurs sur la respiration n'ont jamais eu une bien grande importance. Au début de l'action, nous avons eu parfois une diminution dans le nombre ; mais bien souvent, particulièrement aux doses élevées, cette diminution a été suivie d'accélération notable, d'autant plus que la dose était plus forte. D'ailleurs, chez certains animaux, sans savoir pourquoi, il nous a été donné de n'inscrire que des phénomènes d'accélération respiratoire à la suite de l'injection de doses simplement calmantes.

Voici, d'ailleurs, quelques essais qui vérifieront très bien ce que nous avançons là ;

Expérience LIV. — Grosse chienne, très grasse, âgée, paraissant atteinte d'emphysème pulmonaire.

Au moment où on l'amène au laboratoire, elle a 3o mouvements respiratoires par minute.

On lui fait une injection hypodermique de 2 centigrammes d'héroïne.

Après cinq minutes, on compte 26 mouvements plus superficiels. On laisse la bête dans le plus grand calme ; elle s'endort et, au bout de quarante minutes, pendant qu'elle est sous l'influence dépressive du médicament, présentant tous les signes décrits, nous comptons 44 mouvements respiratoires par minute.

Expérience LV. — Chien adulte, 27 kilogrammes, respiration très accélérée, 9o mouvements par minute.

On cherche à ralentir ces mouvements par une injection hypodermique de 4 centigrammes d'héroïne.

Cette injection exagère l'accélération ; la respiration devient dyspnéique, une heure après nous comptons 276 respirations très superficielles et très courtes.

Expérience LVI. — Chien de 34 kilogrammes. Conduit au laboratoire, il a 28 mouvements respiratoires par minute.

On lui injecte 4 centigrammes d'héroïne sous la peau. Le rythme ne change pas quant au nombre, dans les premières périodes, mais le jeu des côtes a seulement moins d'amplitude.

Après dix minutes, on compte toujours 28 mouvements, mais au milieu de respirations régulières, on voit s'intercaler des respirations profondes et très longues, ayant une phase expiratoire qui ne dure pas moins de vingt-neuf secondes.

L'animal s'endort et prend l'aspect classique du sujet héroïné. Cinquante minutes après, on l'observe dans le plus grand calme; sa respiration est très régulière, mais on compte encore 3o respirations par minute. Les pauses expiratoires et les grands mouvements du début ont disparu.

Deux heures après, rien n'a changé, l'animal et la respiration sont dans le même état.

Dans nos études graphiques nous avons vu déjà une injection hypodermique de 4 centigrammes d'héroïne, chez un chien de 28 kilogrammes, produire les modifications suivantes :

Avant l'injection, 16 respirations; 112 après deux minutes, 16 après quinze minutes, 30 après une demi-heure, 12 après une heure.

Avec 5 centigrammes, chez un chien de 20 kilogrammes, nous avons eu : avant, 12 respirations, deux minutes après, 6; quinze minutes après, 24; trente minutes après, 24.

En somme, la modération respiratoire que produit l'héroïne chez le chien n'est certainement pas celle que l'on observe chez le lapin.

Cependant si le ralentissement de la respiration ne s'observe pas d'une façon régulière chez le chien, on peut observer des altérations de rhytme. Au milieu des mouvements respiratoires, on voit parfois s'intercaler des respirations profondes et très longues, ayant une phase expiratoire de vingt-huit à trente secondes. Les pauses expiratoires sont plus exceptionnelles.

Chez le lapin il n'en est pas de même, l'action de l'héroïne sur la respiration est des plus importantes, et se traduit par des modifications très caractéristiques portant sur le nombre, l'amplitude et le rythme.

Après une injection hypodermique, les premiers effets apparaissent autour de la première minute, quelquefois un peu avant. Vers la troisième ou quatrième minute, le ralentissement est des plus importants. Cette diminution de fréquence respiratoire a été vue également par Bougrier dans sa thèse sur l'héroïne.

Pendant que la respiration est ainsi ralentie, les mouvements ont généralement plus d'amplitude, ils sont plus profonds, les inspirations sont longues, soutenues, suivies d'une expiration brève et rapide. Généralement, outre chaque mouvement, on a une pause, un temps d'arrêt de durée variable, pendant lequel la respiration est totalement suspendue. Ces pauses expiratoires sont inégalement prolongées, 9, 15, 25, 35 et même 40 secondes, c'est le type de la respiration périodique ; quand on examine le tracé, on le croirait être celui qu'on enregistre après la section des deux nerfs pneumogastriques.

Cependant bien souvent les mouvements respiratoires ne restent pas isolés ; ils s'associent par deux, quelquefois trois, jamais d'une façon bien régulière, mais dans l'ensemble, la respiration conserve le type que nous venons d'indiquer. Nous avons constaté aussi que chez les lapins normaux, les phases d'apnée qui succèdent à l'administration de doses un peu élevées ont plus d'importance dans les premières phases que dans les dernières périodes de la médicamentation. Une heure et demie à deux heures après, les mouvements respiratoires, bien que plus lents qu'à l'état normal, se succèdent avec plus de régularité et sont plus nombreux. Les effets sédatifs sur la respiration sont plus sûrs avec les doses faibles qu'avec les fortes.

On peut constater aussi que la morphine est loin d'avoir la puissance de l'héroïne comme modérateur respiratoire, ses effets sont beaucoup plus lents à apparaître surtout, avec les doses faibles ; et même à la dose de 12 centigrammes où nous la voyons produire un

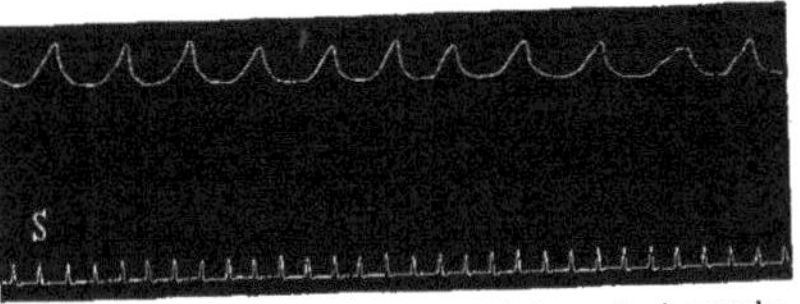

FIG. 11. — Tracé respiratoire normal d'un lapin. — S, 1/2 secondes.

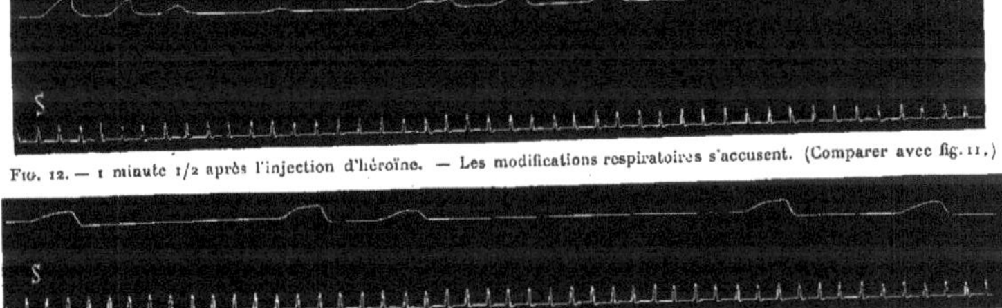

FIG. 12. — 1 minute 1/2 après l'injection d'héroïne. — Les modifications respiratoires s'accusent. (Comparer avec fig. 11.)

FIG. 13. — 1 heure 20 après l'injection d'héroïne. — Respiration très ralentie.

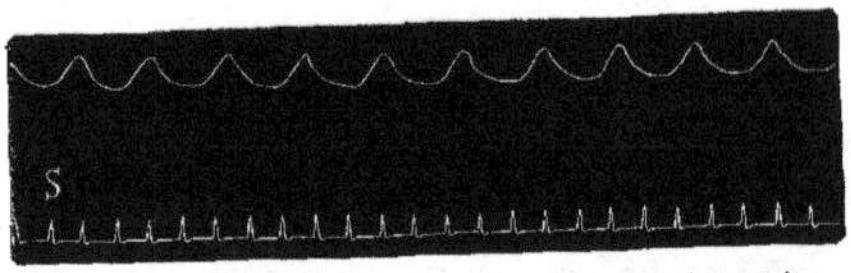

Fig. 14. — Tracé respiratoire normal d'un lapin. — S, 1/2 secondes.

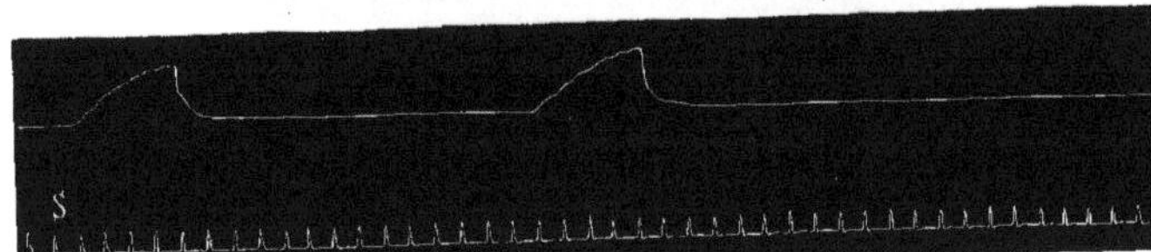

Fig. 15. — Dix minutes après une injection hypodermique d'héroïne au lapin. — (Comparer avec tracé normal fig. 14.)

ralentissement appréciable, elle n'a pas déterminé de pause expiratoire. Pour obtenir le type périodique avec elle chez le lapin, il faut la donner à doses élevées; chez le chien il n'en est pas de même, c'est une différence intéressante à signaler.

Quand l'héroïne est injectée à des lapins dont les deux pneumogastriques ont été coupés, les effets précédents sont considérablement exagérés, les pauses expiratoires prennent une très grande importance et durent parfois jusqu'à quarante-cinq secondes. Les mouvements séparés par ces longues périodes d'apnée sont isolés ou associés par deux ou trois, et prennent parfois un type convulsif. Dans ces conditions, l'animal respire à peine une fois ou deux dans une minute ; il semble que ses centres respiratoires bulbaires, déjà privés des excitations qu'ils reçoivent par la voie pneumogastrique, ne réagissent qu'à la dernière limite à l'excès d'acide carbonique qui s'accumule forcément dans le sang.

Enfin, chez les lapins dont les vagues sont coupés, la morphine se comporte tout différemment ; au lieu de produire dès le début un ralentissement de la respiration, elle détermine une accélération passagère qui justifie les effets excitants primitifs qu'elle possède. Après la vagotomie, ces effets excitants sont d'autant plus faciles à observer que la respiration est considérablement ralentie par la section des nerfs.

Les différents résultats que nous avons obtenus chez le lapin sont groupés par le tableau ci-dessous :

Modifications de la température chez le lapin, sous l'action de l'héroïne.

MÉDICAMENT EMPLOYÉ	DOSE	CONDITIONS DE L'EXPÉRIENCE	RESPIRATIONS AVANT	APRÈS 4 MINUTES	APRÈS 30 MINUTES	APRÈS 1 HEURE	APRÈS 1 HEURE 40
Héroïne	0,02	Normale	192	18	»	»	16
Morphine . . .	0,02	Id.	168	158	»	»	22
Héroïne	0,12	Id.	102	7	»	»	14
Morphine . . .	0,12	Id.	150	15	»	»	18
Héroïne . . .	0,04	Vagues coupés	36	7	»	3	»
Morphine . . .	0,04	Id.	30	44	»	14	»
Héroïne	0,10	Id.	10	2	»	10	»
Héroïne	0,04	Id.	8	2	1 à 5	»	»
Morphine . . .	0,04	Id.	25	37	11	»	»
Héroïne	0,04	Id.	16	2	4	»	»
Héroïne	0,01	Normale	52	6	»	12	»
Héroïne	0,02	Normale	60	6	6	10	»

Nous ne pensons pas que le mécanisme des modifications respiratoires que nous venons d'étudier soit, intensité à part, différent de celui qui préside aux effets de la morphine sur la respiration ; ces effets au fond sont de même nature, et doivent être dus à l'influence déprimante de l'héroïne sur les centres bulbo-protubérantiels.

On pourra consulter le chapitre du livre de M. Guinard, pp. 488 et suiv., où il est question de modifications de la respiration par la morphine.

MODIFICATIONS DE LA TEMPÉRATURE PAR L'HÉROÏNE

Avant toute interprétation, nous donnerons un exposé sommaire des résultats par nous observés, d'abord chez le chien, puis chez le lapin.

Chez le Chien.

Expérience LVI. — A. Chien vigoureux de 25 kilogrammes ; température normale $= 38°9$. Injection hypodermique de 12 milligrammes d'héroïne (0,0005) par kilogramme.

Au moment de l'injection, à 10 h. 7, la température $= 38°9$.

10 h. 3o . . $0 = 37°5$	12 h. 3o . . $0 = 37°3$
11 — 3o . . $= 37°6$	1 — » . . $= 36°$»
12 — » . . $= 36°5$	1 — 3o . . $= 37°$»
2 — » . . $= 36°8$	5 — » . . $= 38°1$
2 — 3o . . $= 37°$»	6 — 3o . . $= 38°1$
3 — 3o . . $= 36°9$	8 — » . . $= 38°4$

Le lendemain matin, à 6 h. 45, $0 = 38°5$. A 7 heures, $0 = 38$ degrés.

B. Chien de 11 kilogrammes. Injection hypodermique de 0,055 d'héroïne (0,005 par kilogramme). Cet animal a eu des défécations, mais a été calme pendant toute la durée de l'action du médicament.

Température au moment de l'injection, 10 h. 1/2, $0 = 38°8$.

10 h. 3o. . $0 = 38°$»	2 h. 3o. . $0 = 36°4$
11 h. 3o. . $= 38°1$	3 h. 3o. . $= 36°2$
Midi » . . $= 36°7$	5 h. » . . $= 36°8$
Midi 3o . . $= 36°8$	6 h. 3o. . $= 36°$»
1 h. » . . $= 37°3$	7 h. 3o. . $= 36°9$
1 h. 3o . . $= 37°9$	8 h. 3o. , $= 37°2$
2 heures. . $= 37°$	

Le lendemain matin, à 6 h. 45, $0 = 38$ degrés. A 7 heures, $0 = 38°1$

C. Chien épagneul, 28 kilogrammes. Injection hypodermique d'héroïne 14 centigrammes (0,005 par kilogramme). Les premiers effets ont été calmes, mais un quart d'heure après l'animal est agité, se débat, cherche en vain à se relever, manque de coordination des mouvements. Puis le chien se calme définitivement.

Température au moment de l'injection à 10 heures 38°6.

10 h. 35. .	$\theta = 38°8$	3 h. ». .	$\theta = 36°$»
11 h. ». .	$= 38°2$	4 h. ». .	$= 36°1$
11 h. 30. .	$= 37°9$	5 h. ». .	$= 36°8$
12 h. 30. .	$= 36°7$	6 h. 30. .	$= 36°$»
1 h. ». .	$= 36°5$	7 h. 30. .	$= 35°9$
2 h. ». .	$= 36°9$	8 h. 30. .	$= 36°$»

Lendemain matin, à 6 heures, $\theta = 38$ degrés. A 7 heures, $\theta = 38°2$. A 8 heures, $\theta = 38°4$.

D. Chien de 11 kilogrammes. Injection hypodermique de 11 centigrammes, 1 centigramme par kilogramme. Cet animal a été endormi, mais son sommeil a été plus agité que celui des précédents; l'animal est déprimé et excitable, en attitude hyénoïde.

Température au moment de l'injection, à 10 h. 14, $\theta = 39$ degrés.

10 h. 30. .	$\theta = 38°2$	2 h. 30. .	$\theta = 36°2$
11 h. 30. .	$= 38°1$	3 h. 30. .	$= 36°5$
Midi ». .	$= 37°2$	5 h. ». .	$= 37°$»
Midi 30 . .	$= 37°3$	6 h. 30. .	$= 38°$»
1 h. ». .	$= 37°1$	7 h. 30. .	$= 38°$»
1 h. 30. .	$= 36°8$	8 h. 30. .	$= 38°3$
2 h. ». .	$= 36°8$		

Lendemain matin 6 h. 45, $\theta = 38°4$. 7 heures, $\theta = 38°2$.

D'après ces chiffres, nous voyons que le chien A (0,0005 par kilogramme) a atteint la température la plus basse deux heures et demie après l'injection, avec $2°9$ en moins ; chez lui la température a commencé à remonter autour de la septième heure.

Deux heures et demie après l'injection, le chien B (0,005 par kilogramme) avait $1°5$ en moins ; il a atteint la température la plus basse après 8 h. 30, avec une différence en moins de $2°8$. La température s'est seulement relevée pendant la nuit.

Deux heures et demie après l'injection, le chien C (0,005 par kilogramme) avait 2°1 en moins, c'est à la neuvième heure qu'il a atteint son niveau le plus bas, avec 2°7 de différence sur l'état normal. Il est remonté pendant la nuit.

Enfin, deux heures et demie après l'injection, le chien D (1 centigramme par kilogramme) marquait 1°9 en moins sur sa température normale, mais à la quatrième heure il avait atteint son niveau le plus bas avec 2°8 de différence, et à partir de ce moment sa courbe s'est relevée.

En somme, l'éther diacétique de la morphine produit certainemeut des effets hypothermisants, mais la marche de la baisse de la température n'est pas régulière, et au cours de l'action on trouve des oscillations assez importantes. Cependant, même avec les doses différentes qui ont été employées dans les essais que nous avons rapportés, les minima ont à peu près la même valeur, et oscillent autour de 2°7 à 2°9 au moins.

De plus, et c'est ce que d'autres expériences ont également confirmé, on peut remarquer que les doses élevées d'héroïne ont une influence hypothermisante moins prononcée que les doses faibles. Avec les premières, en effet, il faut tenir compte de l'action excitante que détermine le produit et qui trouble les conditions de calme favorables au refroidissement. De plus, on peut constater que, même à la dose de 1 centigramme par kilogramme, l'influence de l'héroïne sur la température n'est pas très prolongée, puisque le lendemain, dès la première heure, nos animaux avaient déjà une température pouvant être considérée comme normale.

Chez le lapin. — Quand on reste dans la limite des doses modérées et quand on ne dépasse pas 1 centigramme par kilogramme, on obtient des résultats à peu près semblables. L'action hypothermisante est peut-être un peu plus marquée que chez le chien, mais elle n'est pas beaucoup plus prolongée. La reproduction d'un seul de nos essais en fournira la preuve.

EXPÉRIENCE LVII. — Jeune lapin très vigoureux 1 kg.265. Injection hypodermique d'héroïne 0,01 par kilogramme.

Température au moment de l'injection, 10 h. 30, $\theta = 38°7$.

11 h. ». .	$\theta = 37°7$	2 heures. .	$\theta = 36°9$
11 h. 30. .	$= 37°2$	3 — . .	$= 36°3$
12 h. ». .	$= 36°8$	4 — . .	$= 36°2$
12 h. 30. .	$= 36°4$	5 — . .	$= 36°5$
1 h. ». .	$= 35°7$	6 — . .	$= 37°2$
1 h. 30. .	$= 35°4$	7 — . .	$= 37°6$

Lendemain, 9 h. 5, $\theta = 38°3$.

Le minimum a été atteint trois heures après l'injection, se mesurant par un écart de $3°3$, après quoi la température est remontée lentement.

MODIFICATIONS DES SÉCRÉTIONS ET DES FONCTIONS DIGESTIVES PAR L'HÉROÏNE

Nous n'avons pas étudié de très près les actions de l'héroïne sur les sécrétions ; comme nous l'avons déjà dit dans la description des effets produits chez les animaux, elle produit l'hypersécrétion salivaire quand elle est injectée à dose modérée chez le chien, mais cette modification est surtout très apparente chez le chien et chez l'âne.

Chez l'âne, nous avons vu aussi qu'elle produit une sudation exagérée, particularité que nous avons relevée dans les effets de la morphine chez les solipèdes.

Quant aux fonctions digestives, nous n'avons pas d'expériences qui nous renseignent sur ce qui se passe chez les animaux; nous avons seulement constaté, au début de l'action, le réveil de péristaltisme intestinal se traduisant par les défécations qui manquent rarement chez le chien, ou par des borborygmes bruyants.

Chez l'homme, Beketoff n'a jamais noté d'intolérance gastro-intestinale, ni d'aggravation de troubles digestifs (quand il y en avait), dans tous les cas où il a fait prendre l'héroïne par l'estomac,

Floret est de cet avis, et certifie que ce médicament est très bien toléré par le tube digestif.

Personnellement, nous n'avons pas encore à notre disposition un nombre considérable d'observations; mais entre autres cas démonstratifs, citons celui d'un tuberculeux, souffrant atrocement de points douloureux, et ne pouvant dormir à cause des efforts de toux incessants qui le secouaient et le réveillaient. Ce malade a pris, sur notre conseil, des pilules d'héroïne qui lui ont procuré un soulagement précieux et n'ont en rien troublé ses fonctions. Depuis un mois et demi, le malade absorbe chaque soir trois pilules de 7 milligrammes; il a conservé un excellent appétit, mange beaucoup, digère bien et va régulièrement à la selle.

Cependant, dans certains cas, l'éther diacétique de la morphine entraverait, légèrement il est vrai, les fonctions digestives en produisant de la constipation. Le Dr Bougrier, qui a traité par l'héroïne plusieurs malades atteints d'affections des voies respiratoires, signale en passant « que l'héroïne a produit chez un petit nombre de ses malades de la constipation sans troubles appréciables ».

Malgré cet inconvénient, en somme assez rare, nous sommes convaincu que l'héroïne respecte assez bien les fonctions digestives.

CHAPITRE IV

QUELQUES CONSIDÉRATIONS DE L'ACTION DE L'HÉROÏNE SUR LES CENTRES NERVEUX

Dans la description des effets de l'héroïne chez le
chien, nous avons vu ce médicament produire, à doses
faibles, des actions calmantes et un état d'engourdissement avec besoin de dormir, qui étaient en somme
assez légers, et ne plongeaient pas les animaux dans
un état d'hypnose profonde. Nous avons vu aussi que,
lorsqu'on cherche à exagérer l'effet hypnotique en
augmentant les doses, on ne parvient pas à obtenir un
sommeil lourd, mais au contraire on réveille un état
d'hyperexcitabilité et d'agitation qui s'exagère d'autant
plus que la proportion du médicament administré est
plus forte.

Cependant, en même temps que s'exagère l'agitation, on voit aussi s'exagérer l'impotence motrice, la
parésie du train postérieur donnant au sujet une attitude hyénoïde forcée ; la parésie de certains muscles
de la face, des mâchoires et de la langue donne à l'animal l'aspect abruti que nous avons décrit.

En somme, chez le chien, on parvient difficilement
à obtenir des actions hypnotiques profondes avec

l'héroïne, et le renforcement des doses n'aboutit qu'au réveil exagéré de l'hyperexcitabilité et à l'aggravation de certains effets parésiants résultant de l'imprégnation de certains centre bulbo-médullaires. Si on injecte des doses fortes, non seulement on voit l'agitation du sujet prendre des proportions anormales et troubler profondément l'état de calme primitif, mais on voit rapidement apparaître des manifestations convulsives, d'abord sous la forme de mouvements cloniques localisés, d'aspect choréiforme, puis sous la forme de crises violentes de tétanisme prolongées et soutenues.

L'héroïne a des effets convulsivants remarquables qui méritent de nous arrêter quelques instants, et qui doivent être exposés dans une description de deux ou trois expériences types.

II. — **Action convulsivante de l'héroïne**.

Expérience LIX. — Chien mouton, 8 kilogrammes. Injection hypodermique de chlorhydrate d'héroïne à raison de 5 centigrammes par kilogramme. L'injection est faite à 3 h. 27. Une minute et demie après, les effets se manifestent et débutent par une grande dépression. L'animal, très faible du train postérieur, se couche et paraît devoir s'endormir profondément. Mais cet état de calme ne dure pas ; à 3 h. 21 c'est-à-dire quatre minutes après l'injection, le chien se redresse, brusquement excité, regarde autour de lui, et ne peut rester longtemps debout à cause de la faiblesse de son train postérieur, mais il a perdu le calme du début.

A 3 h. 38 commence une période de grande agitation; l'animal se débat d'une façon désordonnée, roule sur lui-même, fait de grands efforts pour se tenir debout, mais en vain. Redressé, mais plié en deux, il lance haut les pattes de devant et tourne en manège. Après ces préliminaires, au milieu desquels on distingue des mouvements convulsifs et choréiformes, le sujet tombe brusquement sur le flanc, les membres raides, dans un accès de tétanisme violent, qui par sa durée et son intensité l'emporte même sur une crise strychnique.

Après ce premier accès, la respiration est accélérée, profonde; l'animal, toujours sur le flanc, est excité. Une série d'accès tétaniques semblables se succèdent à intervalles assez irréguliers, aggravant chaque fois l'état du sujet. La mort survient dans la soirée.

Expérience LX. — Chien mouton, très calme, 13 kilogrammes. Comme le précédent, il ne paraît pas du tout s'apercevoir de l'injection hypodermique d'héroïne qu'on lui fait à 10 h. 22, à raison de 0,05 par kilogramme. A 10 h. 24, premiers effets, dépression progressive, chute, sans défécations ni nausées.

Quelques légères secousses à 10 h. 32, 10 h. 42 et 10 h. 47, secousses plus violentes. 10 h. 48, accès violent de tétanisme, après lequel l'animal est resté sur le flanc, assez calme, comme plongé dans un profond sommeil, il est parfois secoué par de petites secousses. Il réagit à la piqûre et a conservé ses sensations. Il a l'attitude de la plupart des chiens qui ont reçu l'héroïne : membres postérieurs rassemblés en flexion, membres antérieurs étendus en avant. Il est cependant toujours en imminence de crise. Le lendemain on le trouve sur le flanc, immobile, respirant très lentement, tellement, qu'on le croit mort; mais dès qu'on le touche, il réagit brusquement et se redresse comme l'animal qu'on a surpris dans son sommeil.

Le voyant dans cet état, on lui fait une injection hypodermique de 1 centigramme d'apomorphine cristallisée à 10 heures du matin. Pas de vomissements. A 12 heures. sans autre médicamentation, le chien reprend des accès convulsifs brusques et entre dans une sorte d'état comateux, pendant lequel il semble avoir perdu toute sensibilité.

Ce chien est mort des suites de l'injection, dans la journée même.

Expérience LXI. — Chien, 16 kilogrammes. Injection d'héroïne, solution à 2 pour 100 à raison de 0,06 par kilogramme à 10 h. 5. 10 h. 7, le chien se couche. 10 h. 19, il n'y a eu ni nausée ni défécations, et le chien, bien que couché et incapable de se tenir debout, n'a pas l'attitude du sommeil, le calme des animaux qui ont reçu des doses faibles ; il est constamment secoué par de violents spasmes musculaires, qui le font se raidir brusquement ; parfois il se redresse, les membres tendus et convulsifs, le facies grimaçant. A 11 h. 45, il prend un accès convulsif, plus violent, après lequel il reste plus calme, mais toujours en imminence de crise ; d'ailleurs il paraît hyperexcitable, il l'était surtout dans les premières phases, et bondissait à la moindre provocation. Salivation.

Après avoir présenté une série d'accès, ce chien est resté sur le flanc et ne s'est plus relevé ; les actions paralysantes se sont aggravées, et l'animal est mort dans un spasme à 6 heures du soir.

Quand on se tient dans les limites de 2 ou 3 centigrammes par kilogramme, les effets excitants et convulsivants de l'héroïne se traduisent par des mouvements cloniques brusques, se présentant sous la forme de frissons. A ces mouvements cloniques succèdent des soubresauts, des spasmes extensifs qui secouent les animaux et les font sursauter comme avec des ressorts. Mais ce qu'il y a de particulièrement remarquable dans ces effets, c'est la rapidité avec laquelle ils apparaissent, soit à la suite d'une injection hypodermique, soit à la suite d'une injection veineuse.

Expérience LXII. — Chien de 15 kilogrammes. Par la veine jugulaire on injecte lentement 14 centigrammes d'héroïne. Cette injection est à peine achevée que, soudainement, sans la moindre phase de dépression, l'animal présente une grande agitation, des mouvements désordonnés qu'il exécute en se traînant et se roulant sur le sol, car il *est dans l'impossibilité de se tenir debout.*

Par moment, l'animal cherche à se frotter le museau avec les pattes de devant, comme si de ce côté il éprouvait des démangeaisons ou une gêne quelconque.

Après dix minutes on fait une nouvelle injection de 14 centigrammes dans la veine. Presque instantanément, cette injection détermine une violente crise tétanique, les membres sont tendus, la tête en opisthotonos, les mâchoires claquent et font mousser dans la bouche une salive abondante. L'animal urine avec force, et en même temps des borborygmes se manifestent dans l'abdomen. La crise dure longtemps et elle est suivie de mouvements choréiformes violents.

Dix minutes après, troisième injection dans la veine, de 16 centigrammes, suivie immédiatement, comme la seconde, d'un très violent accès tétanique. Après cet accès, le sujet semble plus calme, mais la moindre provocation détermine une violente secousse. Après avoir injecté par fractions 40 centigrammes de médicaments, on voit l'intervalle des accès occupé par des secousses choréiformes, et les accès tétaniques se terminent par une crise épileptiforme. A des intervalles variables, on continue les injections avec des résultats identiques quant aux effets convulsifs, et on s'arrête après avoir injecté 1 gr. 44 d'héroïne, dose qui a tué l'animal dans un spasme extensif. L'animal a succombé à la dose de 96 milligrammes par kilogramme, chiffre se rapprochant des résultats vus plus haut.

D'après ces faits, l'héroïne ne vaudrait pas la morphine comme hypnotique. C'est ce que Beketoff a vu également chez l'homme. Par conséquent, la transformation de la morphine en héroïne modifie ses électivités centrales, atténue beaucoup son influence sur la sphère cérébrale, et exagère les effets convulsivants et parésiants sur les centres bulbo-médullaires.

Nous tirons cette conclusion de plusieurs faits : Les effets hypnotiques de l'héroïne ne s'obtiennent purs chez le chien qu'aux doses faibles, et ne ressemblent pas à ceux de la morphine. Aux doses élevées, on aboutit à des manifestations convulsivantes, avec parésie précoce du train postérieur et de certains muscles de la face.

Chez les animaux excitables par la morphine (cheval, âne, chèvre, chat), l'héroïne est très dangereuse, et un âne fort et vigoureux est tué par 3o centièmes de milligramme par kilogramme. L'attitude des chiens et lapins héroïnés est encore la conséquence de l'imprégnation bulbo-médullaire.

L'absence des vomissements, par paralysie des centres nauséeux bulbaires chez le chien héroïné, parle dans le même sens. La morphine au contraire, employée dans les mêmes conditions produit souvent la nausée. Si l'héroïne n'a pas cet inconvénient, c'est qu'elle suspend d'emblée l'action des centres vomitifs et, si après avoir injecté à un chien de l'héroïne, on lui injecte de suite après de l'apomorphine, le chien ne vomira pas du tout ; les centres nauséeux imprégnés d'héroïne ne sont plus impressionnés par l'apomorphine.

C'est une particularité que nous avons eue l'occasion de vérifier plusieurs fois et sur laquelle nous ne croyons pas devoir insister davantage.

Enfin, les phénomènes convulsivants vus plus haut, les érections même chez le chien, semblent bien démontrer l'électivité médullaire de l'héroïne.

Nous avons complété les renseignements que nous

ont fournis les précédentes recherches sur les actions nerveuses de l'héroïne, par des expériences destinées à vérifier plus directement les électivités de ce médicament et la part prise par le cerveau ou les éléments médullaires dans la production des effets dépressifs ou convulsivants qu'il détermïne. Nous nous sommes adressé pour cela à la grenouille et au pigeon, animaux qui se prêtent mieux que les autres aux mutilations que nous nous proposions de pratiquer.

N'ayant pas encore parlé des actions de l'héroïne sur la grenouille et sur le pigeon, nous les décrirons à propos de ces expériences.

Expériences sur la grenouille.

Expérience LXIII. — Sur des grenouilles, avec des doses fortes d'héroïne : 1° Injection hypodermique ou intra-péritonéale d'héroïne à six grenouilles normales, à la dose de 1, 2 centigramme (0,0066 de milligramme dans le péritoine).

Ces doses d'abord sont mortelles, et produisent : 1° une sorte de dépression, sans occlusion des paupières, avec hyperexcitabilité ; la patte qui a reçu l'injection traîne derrière et n'a pas de mouvements bien libres ; chez une grenouille cette patte était insensible, mais chez les autres elle a conservé assez bien sa sensibilité.

Puis surviennent des spasmes convulsifs, avec extension brusque peu soutenue au début ; dès qu'on touche ou qu'on pince la grenouille on provoque ces mouvements, qui se produisent également (peut-être avec un peu moins de brusquerie dans la patte injectée) dans les deux membres postérieurs ; parfois on voit la bête prendre de l'opisthotonos, tête retournée en arrière, attitude toute différente de celle de la strychnine qui produit la flexion en avant ; la grenouille se met en arc de cercle en arrière. Après ces accès, qui prennent vers la fin un type tétanique plus franc, la grenouille est complètement immobile comme un animal curarisé, on la croit morte, mais son cœur bat toujours et longtemps après la mort apparente.

EXPÉRIENCE LXIV. — Grenouille sur laquelle une ligature serrée à la racine du membre postérieur a supprimé la circulation en arrière ; les nerfs ont été dégagés et placés hors de la ligature (expérience classique de Bernard). Injection en avant. Les spasmes apparaissent et se montrent partout comme chez les autres ; cependant, il nous a semblé que les accès étaient mieux soutenus, et que les muscles qui n'avaient pas reçu du médicament, se contractent mieux et ont un tétanos plus franc que ceux des grenouilles dont la circulation en arrière n'a pas été interrompue.

Pendant que cette grenouille était en tétanos, en opisthotonos, nous lui coupons brusquement la tête en arrière du bulbe. Les accès spontanés disparaissent pendant un certain temps et même, au début, ne peuvent plus être provoqués.

Cependant peu à peu les spasmes réapparaissent et quand on touche la grenouille décapitée, elle prend du tétanos dans les pattes postérieures, tétanos assez typique. Donc, les actions médullaires du médicament ne sont pas douteuses, mais nous croyons, d'après la marche des accidents, que c'est le bulbe qui est impressionné le premier au début, et que c'est lui qui donne les crises tétaniques des premières phases.

Nous avons, d'ailleurs, vérifié le même fait chez une grenouille non préparée par ligature, à laquelle le médicament avait été injecté dans la patte postérieure, à la dose d'un tiers de centimètre cube (solution à 2 pour 100).

Cette grenouille, au bout de quelques instants après la décapitation a repris des accès mais moins soutenus, beaucoup plus fugaces que ceux que prenait la précédente.

EXPÉRIENCE LXV. — Nous avons décapité deux grenouilles, et nous leur avons injecté dans le péritoine 2 centigrammes d'héroïne ; l'une d'elles a parfaitement présenté des spasmes extensifs peu soutenus (peut-être à cause de l'excès de dose), mais très nets et prouvant que le médicament a des électivités médullaires.

Expérience LXVI. — A une grenouille nous faisons une injection hypodermique de morphine à 3 h. 55 (12 milligrammes). A 4 h. 10, nous constatons que la grenouille est un peu paresseuse; mais elle a cependant ses mouvements très libres, et saute dès qu'on l'excite un peu. A 4 h. 55 apparaissent des manifestations convulsivantes qui persistent jusqu'au lendemain matin ; mais la grenouille s'est rétablie. Nous répétons cette expérience sur une autre grenouille, avec des résultats absolument semblables.

Expérience LXVII. — A une grenouille nous injectons sous la peau 10 milligrammes d'héroïne à 3 h. 55. A 4 h. 5 la, patte qui a reçu l'injection traîne en arrière et ses mouvements sont moins faciles, bien qu'elle ne soit pas paralysée. 4 h. 10, effets convulsifs déjà étudiés plus haut; moins d'une heure après la grenouille était morte.

Même résultat sur une deuxième grenouille.

En somme, chez la grenouille comme chez les mammifères, 'héroïne est plus convulsivante et plus active que la morphine.

Dans une expérience imparfaitement réussie, sur 4 grenouilles dont la tête était coupée en arrière du bulbe, et dont deux avaient reçu de la morphine, deux autres de l'héroïne, nous avions vu apparaître des crises convulsives seulement sur une de celles qui avaient été héroïnées. Cette expérience pouvant être intéressante, nous l'avons reprise dans des conditions un peu différentes.

Expérience LXVIII. — Par une ouverture de la boîte cranienne et des parties antérieures du canal rachidien, nous enlevons l'encéphale complètement jusqu'au niveau de la moelle, qui seule est conservée, chez six grosses grenouilles, qui d'ailleurs ont fort bien résisté à l'opération.

Ces grenouilles ont été ainsi réparties : trois ont reçu de l'héroïne ; une 5 milligrammes, l'autre 1 centigramme, la troisième 2 centigrammes.

Les trois autres ont reçu de la morphine, dans les mêmes conditions et aux mêmes doses.

Or, les trois grenouilles qui ont reçu l injection d'héroïne ont présenté des accidents convulsifs typiques, suivis d'une phase paralysante, et sont mortes assez rapidement, tandis que du côté de la morphine, ces accidents ont été plus tardifs, moins accusés, et ne se sont, d'ailleurs, montrés que chez les grenouilles qui avaient reçu 1 et 2 centigrammes.

D'ailleurs, ces deux grenouilles ne sont pas mortes, et, le lendemain de l'expérience, avaient repris leur attitude normale. La grenouille qui n'avait reçu que 5 milligrammes de morphine n'a présenté qu'un peu de dépression, mais pas de convulsions.

Ces expériences sur la grenouille nous démontrent que, comme chez les mammifères, l'héroïne est plus active et plus convulsivante que la morphine et que, dans la production des effets convulsivants, le rôle des actions médullaires est important.

Expériences sur le pigeon.

Expérience LXIX. — Pigeon normal, témoin non mutilé (335 grammes). Injection hypodermique de 8 centigrammes d'héroïne, en solution acétique, à 3 h. 26. 3 h. 29, l'animal, manifestement excité, titube en marchant, tombe en avant et sur le côté, les ailes écartées ; marche de côté comme s'il allait perdre son équilibre. Sorte d'ivresse avec incoordination.

A 3 h. 30, le pigeon se met à courir en avant et finit par

tomber avec des mouvements convulsifs des ailes. Il meurt
après une série d'accès convulsifs, à 3 h. 45, et entre presque
aussitôt en rigidité cadavérique.

Expérience LXX. — Pigeon normal, 3r5 grammes. Injection
d'héroïne, 2 centigrammes sous la peau, à 3 h. 5o. Grande agitation
à 3 h. 5r; l'animal marche les ailes écartées, perdant l'équilibre
tombe en avant, comme sous l'influence de l'ivresse. A 4 heures,
toujours très excité; pattes reportées en arrière, le sujet rame
convulsivement des ailes. Les mouvements sont d'une très
grande violence et paraissent désordonnés; le pigeon laissé
libre ne cherche pas à fuir. Après une série d'accès, l'animal est
sur le dos, prend des accès de temps en temps; nous croyons
qu'il va mourir, mais il se rétablit, du moins en apparence, car
le 29 (deux jours après) il est dans un grand état de faiblesse,
comme paralysé des pattes, et meurt sous peu.

Expérience LXXI. — Pigeon normal, 34o grammes. Injection
hypodermique de r centigramme d'héroïne, à 4 h. 23. A 4 h. 24
commencent l'agitation avec grande titubation, battement des
ailes, chute ou tendance à la chute. Mais ce pigeon n'a pas pris
de crise véritable et s'est assez bien rétabli. Le 29 il est cependant un peu faible, mais il n'est pas mort.

Expérience LXXII. — Pigeon sans cerveau, très typique
comme caractères et apparences extérieures; il a toute les
allures classiques du pigeon acérébré, poids 35o grammes; on
parvient à compter : respiration 26, cœur 64. Injection hypodermique de r centigramme d'héroïne à 4 h. r5. A 4 h. r6,
premiers effets se traduisant non par de l'excitation, mais par
une sorte d'affaiblissement; l'animal, qui auparavant était
debout sur ses pattes, s'affaisse et s'appuie sur le ventre; il se
frotte la tête contre les ailes, ouvre et ferme le bec et les yeux
en tournant la tête de tous côtés. A 4 h. 25, l'animal est toujours
très calme; il a seulement quelques tremblements sous la forme

de frissons. Cœur, 132; respiration, 40. Pas de grande agitation comme chez le pigeon normal.

EXPÉRIENCE LXXIII. — Pigeon sans cerveau, 320 grammes. Injection hypodermique de 2 centigrammes d'héroïne à 3 h. 57; les premiers effets sont l'affaissement, la perte d'équilibre, l'animal tombe sur le côté, a des mouvements du bec, mais il n'a pas l'agitation du pigeon normal.

A 4 h. 18, le pigeon exécute quelques mouvements pour se remettre sur ses pattes, mais il ne peut pas y parvenir, car il perd son équilibre. Cet état a persisté sans aggravation, pendant une heure ou deux, et le pigeon s'est rétabli parfaitement et complètement.

EXPÉRIENCE LXXIV. — Pigeon sans cerveau, 360 grammes. Injection hypodermique de 4 centigrammes d'héroïne à 4 h. 39. Premiers symptômes, 4 h. 40. Affaissement, chute, perte d'équilibre, 4 h. 46, après avoir présenté quelques tremblements et menaces de chute avec écartement des ailes; le pigeon a pris des accès convulsifs, il est tombé sur le flanc, dans une grande agitation convulsive, puis, à la suite d'une série d'accidents, ce pigeon est mort.

Les expériences que nous avons faites chez le pigeon, et que le temps ne nous a pas permis de multiplier davantage, nous montrent que les accidents convulsifs de l'héroïne sont indépendants du cerveau et se produisent avec les mêmes caractères après l'ablation de cet organe. Il nous a semblé cependant que les premiers effets excitants du début, si nets et si apparents chez les pigeons normaux, doivent avoir une origine cérébrale ; en effet, avant l'apparition des accidents convulsifs, les pigeons acérébrés sont déprimés et ne montrent pas l'agitation des témoins non mutilés.

Mais ces expériences mériteraient d'être reprises et faites en plus grand nombre, pour vérifier un détail que nous n'avons pas approfondi, à savoir : la résistance *peut-être* un peu plus grande des pigeons acérébrés aux effets de l'héroïne. Si le fait était confirmé, c'est une différence que présenterait ce médicament avec la morphine.

D'ailleurs, il serait très intéressant de comparer les quelques expériences que nous venons de rapporter avec les nombreux essais faits, dans les mêmes conditions, par M. Guinard.

Il y a, en effet, de nombreux rapports et quelques différences avec la morphine. Nous ne croyons pas cependant devoir le faire avec détail, et nous nous contenterons de donner le passage de son travail où M. Guinard résume les résultats qu'il a obtenus.

« Nos expériences sur le pigeon, dit-il, nous démontrent que, chez l'animal acérébré, la morphine, à doses modérées, produit *très rapidement* une grande dépression l'impossibilité pour le sujet de rester debout, la perte d'équilibre, l'incoordination motrice, l'atténuation de la réflectivité, et une sorte de parésie des pattes faisant que, pendant l'action du médicament, celles-ci restent étendues en arrière sans mouvements. Très facilement aussi, les actions convulsivantes de la morphine apparaissent chez les sujets sans cerveau ; elles sont presque certaines, souvent très graves, avec 8 centigrammes ; fatalement mortelles avec 16 centigrammes.

« Si l'on compare ces résultats avec ce qui se passe

chez les pigeons normaux, on voit que, à doses équivalentes, chez ceux-ci dominent surtout, au début, l'excitation, l'hyperexcitabilité, l'agitation continue avec ivresse, incoordination et difficulté motrice ; l'animal s'agite, tandis que le pigeon sans cerveau est immobile, comme parésié. Parfois le pigeon normal paraît céder à une sorte d'affaiblissement nerveux et se couche sur le côté, mais il est toujours excitable et se redresse vivement dès qu'on s'approche de lui. Enfin, pour avoir des effets convulsivants, il faut atteindre ou dépasser, pour lui, la dose de 16 centigrammes, et encore ces effets sont-ils loin d'avoir toujours les conséquences funestes que l'on constate chez les sujets acérébrés. Cependant, *avec les doses massives*, il est possible de voir la morphine produire plus rapidement, la mort des pigeons normaux, parce que, à l'excitation première, qui s'exagère considérablement, s'ajoute l'action convulsive qui prend alors une grande violence.

« En résumé, le pigeon sans cerveau est surtout déprimé par la morphine, et passe rapidement de cette phase de dépression à la période convulsive tandis que le pigeon normal, vivement excité dès le début de l'action, reste hyperexcitable, malgré les effets dépressifs qui tendent à l'immobiliser, et résiste assez longtemps aux effets convulsivants de l'alcaloïde. »

D'après cette citation, nous voyons encore une fois que l'héroïne est beaucoup plus active que la morphine ; nous avons vu nos pigeons mourir avec 4 et 2 centigrammes de la première, tandis qu'ils résistent à 8 et 10, parfois 16 centigrammes de morphine.

CHAPITRE V

QUELQUES COMPARAISONS ENTRE LES EFFETS DE LA MORPHINE ET DE L'HÉROINE

Nous avons vu les différences entre la morphine et l'héroïne au point de vue de leur action sur le système nerveux.

Nous avons suffisamment indiqué les différences entre l'alcaloïde et le dérivé, et nous ne reprendrons que quelques points de détail particulièrement intéressants ; d'abord la toxicité.

La détermination de l'équivalent toxique de la morphine chez le lapin, d'après les expériences de M. le Dr Guinard, donne comme moyenne 585 milligrammes par kilogramme. Avec l'héroïne, nous avons obtenu 40 milligrammes par kilogramme, c'est-à-dire que cette dernière est près de 15 fois plus toxique que la première, ce qui tient surtout à l'importance que prennent rapidement les manifestations convulsivantes.

Chez le chien la différence est moins grande ; la toxicité de l'héroïne est environ 4 fois et demie supérieure à celle de la morphine ; en effet, au lieu de 453 milligrammes par kilogramme, on a 98 milligram-

mes. Mais la marche de l'intoxication est toute différente, car au lieu de débuter par une assez longue
phase de sommeil et de calme, elle présente dès les
premiers centimètres cubes de l'agitation et des convulsions.

Mais les différences entre la toxicité de la morphine
et de l'héroïne ne sont pas aussi grandes quand on pro-
cède par la voie hypodermique ; elles ne se mesurent
chez le chien que par 1 ou 2 centigrammes par kilogramme au moins.

L'écart est beaucoup plus grand chez les animaux
pour lesquels les médicaments dont nous nous occu-
pons sont des excitants. Ainsi la chèvre, qui se fait
remarquer par une résistance exceptionnelle à la morphine, puisqu'elle tolère une injection hypodermique
de 30 centigrammes de cet alcaloïde par kilogramme,
est tuée par 39 milligrammes par kilogramme d'héroïne, soit une dose 7 fois plus faible.

L'âne, déjà très sensible à la morphine, puisqu'il est
tué par 9 milligrammes par kilogramme en injection
hypodermique, meurt après une injection d'héroïne,
faite à raison de 3 dixièmes de milligramme par kilogramme, c'est-à-dire 30 fois plus faible que la dose
de morphine.

L'action de l'héroïne sur le cœur paraît analogue à
celle de la morphine ; ce sont les mêmes modifications
de jeu et de rythme que nous avons observées, et rien
ne semble changé non plus dans le mécanisme de leur
production. La pression vasculaire est peut-être moins
influencée avec l'héroïne qu'avec la morphine, de telle
sorte que, dans les conditions ordinaires et aux doses

faibles, celle-là est un peu moins hypotensive que celle-ci, ce qui nous paraît lié à la prédominance de certaines électivités bulbo-médullaires.

Quant à la respiration, il est hors de doute qu'elle est beaucoup plus influencée par l'héroïne que par la morphine, particulièrement chez le lapin, et surtout chez les animaux ayant préalablement subi la section des deux pneumogastriques. Les modifications de la température sont moins régulières que celles produites par la morphine, mais elles sont aussi moins prolongées. Enfin, un grand avantage de l'héroïne sur la morphine c'est de respecter les fonctions digestives.

CHAPITRE VI

DES EFFETS DE L'ADMINISTRATION RÉPÉTÉE
ET PROLONGÉE
DE L'ÉTHER DIACÉTIQUE DE LA MORPHINE
CHEZ LE CHIEN

Si nous n'avions craint de créer un mot nouveau, nous aurions pu, comme désignation de cette dernière partie de notre travail, employer l'expression « *d'héroïnisme chronique* », car nous nous sommes proposé, en effet, de rechercher les conséquences de l'administration quotidienne de ce médicament, dans les conditions où habituellement on détermine le morphinisme chronique. Pour cela, trois chiens, qui d'ailleurs sont encore en expérience au laboratoire de thérapeutique, ont reçu tous les jours et pendant six mois entiers — du commencement de juillet à la fin décembre 1899 — une injection hypodermique d'éther diacétique de la morphine.

Tous les jours nous avons pris leur température, leur nombre de pulsations cardiaques et le nombre de leurs inspirations, tout ceci noté avant l'injection, puis contrôlé de nouveau après celle-ci. L'injection était faite quotidiennement à la même heure, entre 1 heure et 2 heures de l'après-midi. Cette injection était une solution à 1/100 d'héroïne dans l'eau de laurier cerise. On avait soin de surveiller attentivement l'état général des trois sujets ainsi que leur alimentation, et tous les quinze jours environ nous avons noté leur poids.

Nous classerons ces trois longues observations par les lettres A, B, C, désignant chacun des trois chiens soumis à l'expérience.

OBSERVATION A. — Chien blanc, de bonne constitution, et dont le poids est, le 1er juillet, de 9 kg. 500.

Du 1er juillet au 20 octobre, l'animal reçoit tous les jours, entre 1 heure et 2 heures de l'après-midi, une injection de 1 centigramme d'héroïne (solution 1 pour 1000); du 20 octobre au 7 novembre, 1 gr. 1/2, et du 7 novembre à la fin de décembre, 2 centigrammes.

Les phénomènes suivants ont été observés :

1° **Du côté du système nerveux.** — Action rapide du médicament. Quatre ou cinq minutes après l'injection, le sujet commence déjà à présenter un commencement de lassitude. Sa démarche est lente, traînante comme celle d'un chien de chasse qui, à la fin d'une journée mouvementée, est harassé de fatigue et regagne avec peine son logis. Notre sujet présente ensuite une attitude hyénoïde des plus manifestes, son train postérieur s'affaisse, et l'animal tout efflanqué tombe souvent, mais se redresse péniblement et recommence quelque temps encore sa marche. Pendant ce temps sa tête est baissée, la langue inerte, hors de la bouche, d'où s'échappe, quelques minutes après l'injection, une salive visqueuse et abondante. Enfin, un quart d'heure après le début de l'expérience, le chien tombe lourdement, avec l'œil hagard, la pupille très dilatée, l'air hébété. Ses pattes de derrière sont engagées sous le corps, tandis que celles de devant sont dans l'extension. La tête repose nonchalamment sur un membre antérieur. L'animal, après être resté quelque temps dans cette position, en prend une dernière qu'il conserve tout le temps, celle d'un cheval que l'on vient « d'abattre », avec décubitus latéral, gauche le plus souvent. A ce moment l'animal est dans une immobilité complète. Si on l'appelle, si on le pousse, si on le pique même, il ne bouge pas, il regarde paisible, l'œil hébété et toujours ouvert, ce qui se passe. Une heure après la piqûre médicamenteuse, l'animal se déplace un peu et commence à fermer les yeux, modifie un peu la position de ses membres et s'endort profondément.

2° Du côté de l'appareil digestif. — Durant nos six mois d'observations, nous avons noté chez ce chien des caprices dans l'appétit, tantôt augmenté, tantôt diminué. Au lieu de voir notre chien vomir très souvent, comme celui que M. le Dr Guinard avait soumis au morphinisme chronique[1], nous n'avons noté chez notre chien soumis à l'héroïnisme, que douze fois des vomissements. Ils apparaissaient même parfois avant la piqûre médicamenteuse. La rareté de ces vomissements et leur apparition irrégulière semblent indiquer que ce n'était pas l'héroïne qui était en cause, mais le mauvais état de la digestion.

Si les vomissements ont été rares, on a vu parfois ce chien avoir une constipation assez fréquente et assez forte, bien qu'elle ne fût pas la règle.

Un autre phénomène intéressant du côté de l'appareil digestif était la salivation exagérée se produisant lors des premières injections, cinq ou six minutes après, puis se montrant plus tard, même avant de piquer l'animal. Cette particularité a été notée également chez un chien atteint de morphinisme et étudié par le Dr Guinard. Nous avions, au début, songé à une élimination de l'héroïne par les glandes salivaires; or M. Cazeneuve, dans un cas analogue (chien morphinisé, expérience de Calvet),

[1] Guinard et Devay, Observation d'un cas de morphinisme chronique chez un chien *(Journal de médecine vétérinaire et de zootechnie*, mai 1894).

n'a pas pu déceler la présence de l'alcaloïde dans la salive. De plus, la salivation se montrait même, si on injectait de l'eau distillée au chien.

3° Du côté de l'appareil circulatoire. — Nous avons toujours noté une diminution de nombre de pulsations. Ainsi on notait parfois 140 pulsations avant l'injection, et cinq minutes après on en trouvait 60 ou 70. Cette diminution de fréquence du pouls a été étudiée plus haut.

4° Du côté de la respiration. — Ici, nous n'avons pas toujours observé les mêmes phénomènes, puisque tour à tour nous avons remarqué parfois augmentation et parfois, au contraire, diminution des mouvements respiratoires. Cependant, le plus souvent, la diminution de fréquence des mouvements respiratoires était bien manifeste, et parfois même, de 28 mouvements respiratoires avant l'injection, ceux-ci n'étaient plus que de 18 ou 20 après l'action du médicament.

5° Du côté de la température. — Toujours diminution de la température chez notre chien après injection ; diminution parfois faible, 1 ou deux dixièmes de degrés, parfois, au contraire, diminution de 1 degré. Mais, comme pour les autres fonctions, ces modifications disparaissaient avec la cessation de l'effet médicamenteux.

6° État général. — Le chien en expérience a présenté, nous l'avons vu, des variations dans l'appétit ; par suite, sa nutrition et son poids en ont subi l'influence, et voici les poids différents qu'a présentés notre chien A :

Kilogrammes.

1er juillet, le chien A pèse	9,500
16 — — —	8,260
30 — — —	7,870
16 août — —	7,27
30 — —	7,400

15 septembre, le chien A pèse.	7,950
28 — —	7,680
12 octobre — — . . . . . . ,	8
22 — — —	9,800
6 novembre —	8,750
20 — —	8,600
1er décembre —	7,750
12 — —	6,750
30 — —	7,560

OBSERVATION B. — Chien blanc et noir, bonne constitution et pesant, le 1er juillet, 7 kilogrammes.

Du 1er juillet au 20 octobre, l'animal reçoit tous les jours, entre 1 heure et 2 heures de l'après-midi, une injection de 1 centigramme d'héroïne (solution 1/100) ; du 20 octobre au 27 octobre, 1 cg 1/2 ; du 27 octobre à la fin de décembre, 1 centigramme. Nous avons observé :

1° **Du côté du système nerveux.** — Action rapide du médicament, comme chez le chien A. Seulement, chez le chien B, on note peu d'affaissement du train postérieur. Pendant les dix minutes qui suivent l'injection, l'animal se couche, puis se plaint un peu et se lève pour galoper dans toute la salle pendant une heure. Il court l'œil hagard, la salive à la bouche, se heurte contre les chaises dans sa course sans chercher à les éviter, il court sans cesse et semble chercher de l'air. Si on l'attache, il se débat, se plaint et crie. Son excitabilité, après la piqûre, contraste avec l'abrutissement du chien A.

2° **Du côté de l'appareil digestif.** — Pendant six mois nous avons noté cinq fois seulement des vomissements, tantôt avant, tantôt après la piqûre. Comme pour les vomissements du chien A nous regardons le mauvais état de l'appétit comme leur seule cause.

La constipation s'est montrée assez forte et assez fréquente chez le chien B. Salivation exagérée rappelant celle du chien A.

3e Du côté de l'appareil circulatoire. — Chez ce chien, la diminution du nombre de pulsations a été toujours très marquée et tombait souvent de 157 à 60 pulsations.

4° Du côté de la respiration. — Ce chien a toujours eu, sous l'action de l'héroïne, une forte diminution des mouvements respiratoires.

5° Du côté de la température. — Diminution marquée de chaque injection allant parfois à 1 degré et demi, de 39 degrés, à 37°,5.

6° Etat général. — Variations dans l'appétit, et dans le poids dont voici les différences.

		kilogrammes
1er juillet, le chien pèse	7	»
16 — —	5,500
30 — —	5,610
16 août —	5,480
30 — —	5,550
15 septembre —	5,280
28 — —	6 »
12 octobre —	5,550
22 — —	5,360
6 novembre —	5,250
20 — —	4,950
1er décembre —	4,500
12 — —	4,780
30 — —	4,850

Observation C. — Chien noir vigoureux pesant le 1er juillet 8 kg. 300.

Du 1er juillet au 8 novembre, l'animal reçoit tous les jours, entre 1 heure et 2 heures de l'après-midi, 1 c. c. 1/2 d'héroïne sous forme d'injection. Du 8 novembre au 10 décembre, 2 centimètres cubes; du 10 décembre au 31 décembre 1 c. c. 1/2. Nous avons noté :

1° **Du côté du système nerveux.** — L'animal qui est très calme avant l'injection l'est également après celle-ci.

Il se contente de marcher lentement pendant deux ou trois minutes, et choisit un coin où il s'assoupit. Durant sa station debout, on peut noter un peu d'affaissement du train postérieur, moins marqué cependant que chez le chien A. L'animal s'accroupit dans l'attitude de l'ours; son facies est morne, l'œil ouvert et sans expression, la bouche ouverte, la langue pendante.

2° **Du côté de l'appareil digestif.** — Pendant les six mois, il a vomi huit fois; deux fois avant la piqûre et six fois après celle-ci. Nous regardons ces vomissements comme ayant la même cause que chez les chiens A et B.

La constipation a été plus rare chez ce chien que chez les deux autres; par contre, il a toujours présenté une salivation exagérée, se montrant, pendant les quinze premiers jours de juillet, consécutivement à la piqûre, puis se manifestant dans la suite, dès que l'animal pénétrait au laboratoire, avant même d'avoir reçu l'injection.

3° **Du côté de l'appareil circulatoire.** — Diminution du nombre des pulsations, peu marquée quelquefois (de 104 à 84), très marquée d'autres fois et le plus souvent (de 110 à 60).

4° **Du côté de la respiration.** — Peu de modifications dans le nombre des mouvements respiratoires et dans leur amplitude.

5° **Du côté de la température.** — Abaissement de deux ou trois dixièmes de degrés en moyenne par chaque injection; en somme, peu de modifications.

6° **État général.** — A été toujours excellent chez ce chien. Appétit normal, poids suivants. Il a constamment conservé son appétit.

	kilogrammes.
1ᵉʳ juillet le chien C pèse.	8,300
16 — — —.	7,250
30 — — —.	6,750
16 août — —.	6,400
30 — — —.	6,850
15 septembre — —.	6,980
28 — — —.	7,320
12 octobre — —.	8,500
22 — — —.	9,600
6 novembre — —.	8,800
20 — — —.	8,420
1ᵉʳ décembre — —.	7,900
12 — — —.	7,920
30 — — —.	8,400

RÉSUMÉ DES OBSERVATIONS PRÉCÉDENTES

Nous venons de décrire, aussi sommairement que possible, les principales modifications qu'ont présentées nos chiens chaque fois qu'ils recevaient leur injection d'héroïne, indiquant en même temps les particularités intéressantes offertes par chacun d'eux et l'influence de la médicamentation sur leur état général, appréciée par les variations du poids, mais il y a certains faits sur lesquels nous avons encore à revenir. D'une façon générale, les trois sujets qui étaient plutôt de petite taille, puisqu'ils pesaient, l'un 9 kg. 500, l'autre 8 kilogrammes, et le troisième 7 kilogrammes, ont assez bien supporté les doses de 1 à 2 centigrammes qu'on leur injectait par jour. Dans l'intervalle des injections, lorsque l'action du médicament avait disparu, ils ne présentaient rien d'anormal et ne conservaient pas la dépression consécutive et l'état d'abrutissement qui accompagnent le réveil de la morphine. Chaque matin, on les retrouvait dans un état normal, sans aucun trouble, ni dans le regard, ni dans le facies, ni dans l'attitude, ni dans les mouvements; en somme, l'imprégnation médicamenteuse ne persistait pas et ne laissait aucune trace. Sauf pour le chien A, qui avait un appétit capricieux et irrégulier, et a présenté parfois un peu de constipation, ainsi du reste que le chien B, les fonctions digestives n'étaient pas troublées, les animaux se nourrissaient bien ; le sujet C, surtout, a toujours conservé un excellent appétit. Faut-il mettre complètement sur le compte de l'héroïne les constipations passagères des chiens A et B? Nous ne le pensons pas car ce trouble était passager, disparaissait sans que rien changeât dans la médicamentation quotidienne, et ne s'est pas présenté chez le sujet C comme chez les deux autres sujets.

Les trois chiens ont présenté parfois des vomissements : A, 12 fois, B, 5 fois, C, 8 fois, et cela pendant les six mois qu'a duré l'expérience. Ces vomissements ont suivi, parfois précédé l'injection médicamenteuse.

A quoi devons-nous les attribuer?

Pour le moment, notre réponse ne saurait être catégorique, car dans les nombreuses expériences où l'héroïne a été administrée, à des doses très variables, à des chiens soumis passagèrement à l'action du médicament, nous n'avons jamais vu ni nausées, ni vomissements.

Chez nos trois chiens, ce n'est que quelques jours après le début de l'expérience et d'une façon irrégulière,

que nous avons vu ces accidents. Nous ne prétendons
pas que la médicamentation y soit étrangère, mais nous
ne pensons pas non plus que ces vomissements puissent
être attribués à une action nauséeuse, analogue à celle
que possède à un si haut degré la morphine. En somme,
dans les conditions où nous les avons obtenus, ces troubles digestifs ne sauraient en rien modifier les résultats
qui nous ont fait dire que l'héroïne n'avait pas les propriétés nauséeuses désagréables de la morphine.

Quant aux phénomènes d'hypersalivation, ils ont été
beaucoup plus constants, suivant, accompagnant, puis
précédant même l'injection médicamenteuse. Cette
curieuse particularité, signalée déjà par Calvet et Guinard à propos de la morphine, ne peut, jusqu'à nouvel
ordre, s'expliquer autrement que par une sorte d'accoutumance ou plutôt d'éréthisme à cette action de
l'héroïne.

Chez deux de nos chiens A et B, les injections quotidiennes étaient suivies d'une accélération, puis d'un
ralentissement respiratoire ; ce ralentissement n'avait
assurément pas l'importance de celui que nous avons
vu chez le lapin, mais il était parfaitement net et assez
constant. Chez le chien C, au contraire la respiration
était peu modifiée par le médicament.

Dans l'appréciation des variations de poids de nos
animaux, il faut tenir compte d'une particularité qui
n'a pas été sans influence sur l'état de la nutrition ; on
le voit à l'examen des chiffres.

Pendant les mois de septembre et d'octobre, les chiens
se sont trouvés dans des conditions hygiéniques excel-
lentes, bien supérieures à celles que nous avons pu

réaliser pendant tout le reste du temps ; non seulement ils étaient installés dans un chenil, propre, spacieux et bien aéré, mais la nourriture était d'excellente qualité. Pendant les autres mois *nous avons été dans l'obligation* de les enfermer dans un réduit étroit, mal aéré, et difficile à tenir propre, avec une nourriture qui n'était pas régulière comme qualité. Cela n'a peut-être pas été sans influence sur les variations observées.

Indépendamment de cela, nous voyons que l'influence de l'héroïne n'a pas toujours été néfaste.

Le chien A, qui pesait 9 k. 500, a perdu de son poids et ne pesait que 7 k. 400 le 30 août.

A partir de cette date, bien que recevant toujours 1 centigramme d'héroïne, il se met à engraisser et pèse 9 kilog. 800, le 22 octobre, 300 grammes de plus qu'avant l'expérience.

La dose de médicament est augmentée, et portée de 0,01 à 0,15 puis 0,02 centigr., aussi dès le commencement de novembre la perte de poids s'accuse, le 12 décembre le chien pèse 6 k. 750. Cependant, du 12 au 30 décembre il regagne 810 grammes.

D'une façon générale et sauf quelques variations, le chien B a constament perdu de son poids, de 7 kilogammes ; au 1er juillet, il est tombé à 5 kg. 280 le 15 septembre ; il y a une petite accension le 28 septembre, mais le 30 décembre l'animal ne pèse que 4 kg. 850.

Le chien C est celui qui certainement a le mieux supporté la médicamentation journalière à laquelle il était soumis ; c'est lui qui peut-être a le mieux présenté les variations de poids en rapport avec les variations de doses ; cependant du 1er juillet au 15 septembre il est tombé de 8 kg. 300 à 6 kg. 980. Mais à partir du 15 septembre il a repris du poids, et lorsque la dose de médicament a été diminuée de 5 milli - grammes, le mouvement en plus s'est accusé, la bonne nourriture aidant, malgré l'héroïne ; le 22 octobre le sujet pesait 9 kg. 600, dépassant de 1 kg. 300 son poids initial. A cette date, il était plein de santé et en parfait état.

Vers la fin de l'observation, il a perdu un peu de son embonpoint ; cependant, malgré l'administration journalière de 0,015 d'héroïne, il pesait encore 8 kg. 400 le 30 décembre.

Sur les conseils de M. Guinard, nous avons rapporté ici les premiers résultats de cette expérience, résultats qui ne s'appliquent qu'aux effets de l'administration de doses relativement modérées d'héroïne ; ils étaient intéressants à faire connaître et devaient être recher- chés ; mais ils seront complétés.

Nos trois sujets sont conservés au laboratoire de thérapeutique, ils reçoivent toujours de l'héroïne, mais on renforce lentement et progressivement les doses, afin d'étudier maintenant, non pas seule- ment l'influence de l'administration prolongée, mais de l'administration de doses progressivement crois- santes.

D'après les premières recherches que nous avons faites, nous voyons qu'en somme, à *dose modérée*, l'administration quotidienne de l'héroïne au chien est fort bien supportée ; on peut chaque jour obtenir les effets calmants et les diverses modifications du médicament sans altérer les fonctions nerveuses, sans porter une bien grave atteinte à l'état général et sans troubler beaucoup la nutrition.

Le poids des sujets diminue un peu, mais cela n'est pas constant et on peut combattre cette influence par une bonne hygiène et une bonne alimentation.

CONCLUSIONS

I. L'héroïne qui ne diffère de la morphine que par la substitution du groupement acétyle à l'hydrogène des deux oxhydryles de cet alcaloïde, a, chez les animaux, des actions pharmacodynamiques assez différentes, quant à leur nature et à leur intensité. Comme avec la morphine, on constate que certaines espèces sont narcotisées par l'héroïne ; c'est le cas du chien, du lapin et du cobaye ; d'autres au contraire, sont toujours excitées et subissent rapidement les actions convulsivantes du médicament ; dans cette catégorie se trouvent, le cheval, l'âne, la chèvre, le chat.

II. En injection hypodermique et à des doses inférieures à 1 centigramme par kilogramme, l'héroïne est un excellent calmant pour le chien, mais le sommeil qu'elle détermine n'est jamais aussi profond et aussi lourd que celui de la morphine ; c'est plutôt un état d'assoupissement et d'engourdissement qu'un état hypnotique vrai, mais le réveil et les suites de l'administration sont généralement plus simples. L'effet immédiat dissipé, il est rare de voir persister la somnolence et l'état d'abrutissement qui succèdent à la morphinisation.

III. L'action de l'héroïne est souvent précédée de défécations ; elle s'accompagne d'une parésie maxillolabiale et surtout d'une parésie considérable du train postérieur qui donnent à l'animal un facies particulier et lui fait prendre une attitude spéciale et bien caractéristique. A part les chiens qui ont reçu pendant six mois des injections quotidiennes d'héroïne et ont présenté quelques rares vomissements, nous n'avons jamais vu ni *nausée* ni *efforts de vomissement* chez les nombreux animaux auxquels nous avons administré le médicament.

IV. Lorsqu'on atteint et surtout lorsqu'on dépasse la dose de 1 centigramme par kilogramme, le sommeil déterminé n'est pas aussi profond que celui que l'on obtient avec les doses faibles ; la dépression cérébrale et le calme sont troublés par une grande tendance à l'agitation, tenant surtout à ce que l'animal est généralement hyperexcitable et hyperexcité ; mais, dans ces conditions, il est très gêné dans ses mouvements par l'exagération des effets parésiants ci-devant signalés.

V. La toxicité de l'héroïne est supérieure à celle de la morphine, notamment chez les animaux appartenant aux espèces qu'elle excite, particularité intéressante, car elle est en rapport avec la modification des électivités centrales que nous avons signalée. Cette toxicité est, par injection veineuse de 0,04 par kilogramme chez le lapin, 0,099 par kilogramme chez le chien.

Par injection hypodermique, et toujours par kilogramme, elle est de 18 centigrammes, chez le cobaye ; 15 centigrammes, chez le lapin ; 5 centigrammes, chez le chien ; 0,0003, chez l'âne. L'âne est donc 600 fois moins ; résistant que le cobaye, 500 fois moins résistant que le lapin.

VI. Les actions de l'héroïne sur le cœur (renforcement et ralentissement) et la circulation (hypotension) sont peu différentes de celles que produit la morphine, mais les modifications respiratoires sont beaucoup plus importantes, surtout chez le lapin et particulièrement après la section des vagues. Le rythme que l'on observe est le type de la respiration périodique de la morphine, avec plus d'exagération. — Quelques auteurs, Dreser, Paulesco et Géraudel, Bougrier, etc., envisageant surtout l'héroïne comme modificateur respiratoire et voyant son avenir thérapeutique dans cette direction, ont insisté beaucoup sur ces actions et en ont approfondi l'étude.

VII. Les effets déprimants de l'héroïne sur les centres cérébraux n'ont pas la valeur de ceux de la morphine ; ils ne s'accompagnent pas d'un sommeil aussi profond. En revanche, certains effets excitants, convulsivants et parésiants prennent une importance prépondérante et sont exagérés, par suite de la prédominance des électivités bulbo-médullaires. Nous avons toujours constaté qu'il était difficile de renforcer les effets dépressifs et calmants de l'héroïne, en augmentant les doses, sans voir, prématurément, survenir l'agitation, l'hyperexcitabilité et bientôt les accidents convulsifs qui, aux doses fortes, acquièrent une grande importance.

VIII. Les actions légèrement stimulantes et la part que prennent les électivités bulbo-médullaires, dans les manifestations de l'héroïne, seraient peut-être la raison d'être des indications spéciales que pourra remplir ce médicament, lorsqu'il s'agira, par exemple, d'obtenir des effets calmants de divers ordres, sans dépression et imprégnation cérébrale trop profondes ou trop prolongées.

Nous avons d'ailleurs constaté souvent, que les modifications de la sensibilité périphérique sont plus prononcées et plus rapides avec l'héroïne qu'avec la morphine.

IX. Nous avons constaté, sur trois chiens, que l'administration quotidienne de doses modérées d'héroïne, pendant six mois, est assez bien supportée et n'a pas les inconvénients multiples de la morphinisation prolongée.

X. Nous n'avons pas eu à étudier nous-mêmes les usages cliniques de l'héroïne, mais, d'après des essais poursuivis, dans un service hospitalier, sur les indications de M. Guinard, — essais dont les résultats paraîtront bientôt, — il semble que l'héroïne peut rendre autant de service comme modificateur nervin que comme modificateur de la respiration.

BIBLIOGRAPHIE

Bardet, Emploi clinique du chlorhydrate d'héroïne (Bul. gén.
  thérap., oct. 1899).

Beketoff, Klin. therap. Vochensch., Vienne, 1899.

Bolognesi, Revue générale sur les nouveaux remèdes (Bulletin
  gén. de thérapeutique, p. 536, octobre 1899).

Bougrier, Étude chimique, physiologique et clinique sur
  l'héroïne, thèse de Paris, 1899.

Brünner, Neue Reaktionen züm Nachveis von Alkaloïden
  (Schweiz Vochensch. chem. Pharm., 1898, § 36, 230).

Clemente Ferreira, Emploi clinique du chlorhydrate d'héroïne
  (Bul. gén. de thérap., oct. 1899).

Clinical Excerpts, vol. III, n° 2, Hypochlorid von Heroïn,
  p. 34.

Dreser, Ueber die Wirkung einiger derivate des Morphines
  auf die Athmung (Arch. für die ges. Phys., Bd. LXXII,
  1898).

— Pharmakologisches über einige Morphinderivate (Therapeutische Monatshefte, sept. 1898, fasc. 9, p. 509).

Eulenburg, Deutsche medicin. Wochenschrift, 1899, n° 12.

Floret, Klinische über die Wirkung und Andvendung des
  Heroïns.

Filhene, Arch. für exp. Path., Bd. X und XI.

Geppert, Zeitschrift für klin. Medicin., Bd. XV.

Goldmann, Allg. med. central Zeitung, 1899.

Guinard (L), Etude expérimentale de pharmacodynamie comparée sur la morphine et l'apomorphine, Paris, Hasselin et Houzeau, 1898.

Guinard et Devay, Observation d'un cas de morphinisme chronique chez un chien (Journal de médecine vétérinaire et zootechnie, mai 1894).

Guinard (L),Détermination du pouvoir toxique de l'éther diacétique de la morphine (C. R. Société de biologie, juillet 1899).

— Sur quelques effets pharmaccodynamiques de l'éter diacétique de la morphine(C. R. Société de biologie, 1899).

Guinard (L.), Recherches expérimentales sur l'éther diacétique de la morphine, sept. 1899 (Journal de Physiologie et Pathologie générale).

Holtkanyi, Deutsche medicin. Woschenschrift, 1899, n° 16.

Weiss (Julius), A new substitute for morphine (Printed from Heilkunde, a Monthly Journal of pratical medicin, 1898).

— Heilkunde, februar 1899.

Léo, Deutsche medicin.Wochenschrift, 1899, n° 12.

Manquat, Note sur l'emploi de l'héroïne (Revue de thérap., nov. 1899).

Morris-Manges, New-York mcd. Journal, nov. 1898.

Paulesco et Géraudel, Recherches expérimentales sur l'éther diacétique de la morphine (Journal de médecine interne, mars et décembre 1899).

Prunier, Les médicaments chimiques, t. II.

Strube, Berliner klinische Wochenschrift, 1899, n° 14.

Schröder, Arch. für experim. Path. und Pharm., S. 1896.

Ssolnikow, Zeitschrift für Physiol. Chem., Bd. VIII.

Turnauer, Uber Heroïn Wirkung (Wien. med. Presse, 1899).

Wesenberg, Zür chemischen Kenntniss des Heroïns (Pharm. Zeitung, 1898).

Wilh. Heinz,Die gröss der Athmung unter dem Einfluss einiger wichtiger Arz neistoffe (Dissert. pharmac. inst. Univ. Boon, 1890).

TABLE

Avant-propos   5

Historique. — Origine et caractères généraux de l'éther
    diacétique de la morphine   9

Chapitre premier. — Effets apparents produits par l'héroïne
    chez les animaux   15

Deux mots sur l'absorption du médicament. . . .   15

Effets chez le chien.   16

    Action de l'héroïne chez le lapin   22

    Action de l'héroïne chez l'âne.   23

    L'héroïne chez la chèvre   26

    L'héroïne chez le chat   27

Chapitre II. — I. Détermination de l'équivalent toxique
    expérimental de l'héroïne.   29

    Essais par injections intraveineuses chez le lapin .   29

    Essais par injections intraveineuses chez le chien.   30

II. Détermination de l'équivalent toxique de l'héroïne
    par injections hypodermiques   32

    Expériences chez le lapin   32

    Chez le cobaye.   34

    Chez le chien   38

    Chez la chèvre.   38

Chapitre III. — Etude particulière de quelques modifications organiques et fonctionnelles produites par l'héroïne 40

Actions sur le cœur et l'appareil circulatoire . . . 40

Modifications circulatoires 61

Modifications de la respiration. 62

Modifications de la température 70

Chez le chien 70

Chez le lapin 73

Modifications des sécrétions et des fonctions digestives 74

Chapitre IV. — Quelques considérations de l'action de l'héroïne sur les centres nerveux 77

Action convulsivante de l'héroïne 78

Expériences sur la grenouille 83

Expériences sur le pigeon 89

Chapitre V. — Quelques comparaisons entre les effets de la morphine et de l'héroïne 91

Chapitre VI. — Des effets de l'administration répétée et prolongée de l'éther diacétique de la morphine chez le chien. 94

Conclusions. 107

Bibliographie 113